ART

DE

RESPIRER

Cet Ouvrage servira de base aux Ouvrages ci-dessous :

Physiologie hygiénique pour BIEN SE NOURRIR, BIEN SE DÉSALTÉRER en mangeant et en buvant peu et POUR ÉVITER L'INDIGESTION en cas de surabondance.

— Science nouvelle pour entretenir LA BEAUTÉ ou améliorer les traits DU VISAGE.

— Moyens naturels pour la CHALEUR AUX PIEDS ET AUX MAINS.

— Statique pour NE PLUS BOÎTER et pour régler toute espèce de MARCHES et DÉMARCHES dans l'intérêt de la santé.

— Révolution dans LA MARCHE ou CINQ CENTS MOYENS, ou exercices de corps et d'esprit pour se donner selon sa force de volonté, la SANTÉ et la SATISFACTION qu'il est possible d'obtenir par l'accord des mouvements avec la faculté des sens.

Paris. — Impr. Prève et C., r. J.-J.-Rousseau, 15.

2me Édition. — Progrès. — Découverte Importante.

LUTTERBACH.

ART
DE RESPIRER

MOYEN POSITIF

POUR AUGMENTER AGRÉABLEMENT

LA VIE

7me ANNÉE. — 7me PUBLICATION.

PRIX : UN FR.

PARIS

A la Librairie Scientifique et Agricole de Lacroix-Comont,
Quai Malaquai, 15.

CHEZ L'AUTEUR, OUVRAGES ET DÉMONSTRATIONS
Rue Saint-Honoré, 97.

1857.

Tels mouvements entretiennent la vie, tels mouvements
la détruisent. Quand, pour le choix de ces différents mouvements il n'est besoin que de notre volonté, ne soyons
donc pas le bourreau de nous-mêmes.

(Révolution dans la marche, page 591.)

SOUVENIR.

En 1855, l'apparition de ma brochure *Des différentes manières de Respirer*, m'a valu la visite d'Alphonse Karr que je ne connaissais que de réputation, comme première plume de France pour fronder les torts de la Société contemporaine.

Le vendredi, 18 mars, la visite, annoncée à l'avance, a eu lieu, et le grand observateur, le lendemain même, en donna le compte-rendu dans le journal de M. le comte de Villedeuil.

Le judicieux écrivain ne laissa découler de sa plume rien de ce qui peut satisfaire ces esprits comme il en est tant, qui comptent pour se réjouir sur l'insuccès et la défaite de leurs semblables ; des approbations encourageantes, au contraire, parmi d'agréables saillies, semblaient présager la satisfaction aux adeptes du *système de mouvements sensitifs et hygiéniques.*

Depuis lors, dans les quelques pas que j'ai pu faire sur cette route non frayée, dites-moi, M. Alphonse Karr, si j'ai dérogé à mon but d'être utile à la société, dont vous savez si bien réduire les ennemis ?

Six brochures ont paru ; tous les journaux à peu près, y compris ceux de médecine, en ont rendu compte ; —

pas un démenti. — D'ailleurs, après la première ou deuxième leçon, mes élèves conviennent avec moi que cette *physiologie spontanée*, du reste essentiellement hygiénique, est d'autant plus facile à pratiquer, qu'elle est une suite d'impressions agréables. C'est, je crois, la seule voie pour arriver à l'amélioration des hommes ; car jamais ils ne s'amélioreront l'un par l'autre. L'amour propre, inhérent à la nature de l'homme, sera toujours le grand obstacle ; et ce n'est que par séduction, pour ainsi dire, et en lui donnant le moyen de s'impressionner agréablement, que chacun, presqu'à son insu, acquerra des dispositions plus agréables, et que la société entière se trouvera bonifiée.

Voilà, M. Alphonse Karr, le plus beau travail que je puisse vous offrir, en reconnaissance de ce que vous vous êtes arrêté chez moi dans vos tournées d'observations : honorables tournées, tendant à purger la société des maux qui la tourmentent.

Vous le savez, mais c'est à moi à le publier, le rapport d'un homme de votre caractère n'est pas sans influence sur le zèle de l'auteur et sur la confiance du public si souvent trompée.

LUTTERBACH.

CHAPITRE PREMIER.

Les deux voies de la respiration.

Après tant d'observations anatomiques, tant d'expériences physiologiques, faites par les hommes éminents de la science, nous ne pouvons qu'admirer, il est vrai, la perfection du mécanisme humain ; mais cinq mille ans se sont écoulés, et nous découvrons encore une preuve que les choses, qui sont constamment à notre portée, mettent, le plus souvent, l'attention en défaut... Pourquoi n'avions-nous pas remarqué, en respirant, combien il nous était avantageux d'avoir deux issues pour faire arriver l'air dans les poumons ?...

Il semble que le Créateur aurait dit à l'homme : Bien des siècles se passeront avant que tu puisses apprécier tout le prix de la vie que je t'ai donnée. Il arrivera, pour l'acte essentiel de la respiration, que le plus simple d'entre vous, en cherchant à se conserver, comme étant mon ouvrage, découvrira de grands avantages en utilisant à propos l'une et l'autre des deux voies de respiration dont je t'ai gratifié.

Et si le cheval, si utile à l'homme, n'est pas doué de ce même avantage, c'est, sans doute, pour laisser à l'homme, à défaut de force, le moyen, par adresse, d'arrêter cette fougue dangereuse, dite *mors-aux-dents*, en obstruant les naseaux de l'animal, sa seule voie de respiration.

Puisque nous avons si longtemps négligé les *différentes manières de respirer*, nous serions bien blâmables maintenant de ne pas y apporter quelque attention, quand, pour constituer l'hygiène la plus puissante peut-être, il ne suffit que de différencier la manière de respirer.

Ne nous laissons donc pas influencer au souvenir de ces temps de corruption du dernier siècle, où l'on attachait une espèce de honte aux exercices que nous inspire la nature pour l'entretien de la santé. Jamais impunément l'esprit de l'homme ne se mettra au-dessus de la nature.

Cependant les anciens, au moyen d'exercices hygiéniques, savaient mieux vivre que nous.

Moïse, Lycurgue, les prêtres égyptiens et surtout les Romains attachaient une grande importance aux préceptes qu'ils ont donné sur la santé publique.

Hippocrate disait que chacun devrait apprendre à soigner sa santé, que c'était l'occupation la plus honnête. Dans ce temps-là, l'hygiène était presque une religion.

Saint Augustin lui-même n'aurait pas hésité à faire ostensiblement une hygiène de mouvements respiratoires, sans s'inquiéter de leur excentricité, lui qui offrait à Dieu, en action de grâce, tous les jours qu'il avait pris soin de sa santé.

J.-J. Rousseau considérait l'hygiène comme une vertu : si son esprit naturel et le besoin de chasser l'humeur sombre qui le détruisait, l'eût amené à établir une hygiène de sensation agréable et salutaire, par la respiration, on ne lui eût pas entendu dire ces mots à un observateur qui pénétrait dans sa solitude : — Que voulez-vous? — Le plaisir de vous voir. — Je suis donc une bête bien curieuse?. . Et ce moyen d'épurer le sang, d'en activer la circulation l'aurait, sans doute, garanti de l'apoplexie séreuse qui a été constatée à l'ouverture de son corps.

De nos jours, l'hygiène, en grande partie par le mouvement, semble prendre faveur. Nous considérons comme un heureux présage que les médecins, maintenant, s'en occupent, en vue de l'intérêt général, et que plusieurs d'entr'eux s'en servent pour eux-mêmes.

Les préceptes savants, sur la longévité, que vient de publier notre éminent physiologiste ne sont-ils pas un nouvel appel à l'hygiène? Aussi croyons-nous pouvoir, en toute assurance, en appeler à son jugement pour l'importance hygiénique de nos *différentes manières de respirer*.

Respiration-buccale.

La respiration est *buccale*, quand l'air entre et sort par la bouche seulement. On doit éviter de respirer ainsi lorsque la bouche n'est pas saine, attendu que le mauvais principe de la bouche serait entraîné avec l'air dans les poumons.

On doit aussi éviter, dans les temps froids, de faire entrer l'air par la bouche, car tout le monde sait que divers maux, et notamment les maux de dents, sont la suite du contact subit de l'air froid avec la chaleur de la bouche.

Respiration-nasale.

La respiration devient *nasale*, lorsque la bouche n'y participe plus. Il est urgent de respirer par le nez seulement quand le corps se met en mouvement forcé. Le coureur, par exemple, qui laisserait les deux voies ouvertes à l'écoulement de l'haleine serait bientôt essoufflé, et s'exposerait au *point-de-côté*.

Il est toujours prudent que l'air s'échappe lentement des poumons afin de pouvoir mieux le retenir en cas de secousse.

Si l'introduction de l'air par le nez offrait

quelque difficulté, on aurait recours au principe de la *Nasalée* ou de l'*Ondoyée*, dont il sera parlé plus loin.

En tous cas, un tuyau de plume tenu entre les lèvres viendra soulager de beaucoup la *Respiration-nasale* gênée.

Respiration-nasa-buccale.

Cette double manière de respirer, en prenant l'air par le nez pour le rendre par la bouche, devrait être, pour tous, la respiration normale. La *Nasa-buccale* devient nécessaire quand le cerveau a besoin d'être rafraîchi ou la bouche épurée. On conçoit que la fraîcheur doit arriver au cerveau quand l'air du dehors vient, à chaque aspiration, rafraîchir la voie nasale, et que l'haleine, en sortant par la bouche, emporte au dehors les émanations qui pourraient l'affecter.

Cette manière de respirer n'a rien d'étrange ; elle est même si naturelle, pour certains individus, qu'on les voit dans le cours du sommeil, recevoir l'air par le nez et le laisser écouler par la bouche.

Pour peu que les lèvres se touchent, la résistance que rencontre l'haleine établit une sécrétion de salive, la bouche se rafraîchit, et l'on sent quelque chose de dégagé au moment du réveil.

Le contraire a lieu quand la nuit la bouche

reste ouverte à l'aspiration ; le matin la bouche est mauvaise et desséchée. Chose étonnante, après avoir fait connaître les avantages de la *Nasa-buccale* à des milliers de personnes, une seule nous a paru en apprécier toute la valeur, et cela, parce que son médecin avait eu la bonne idée de lui faire renifler de l'eau de guimauve pour la rendre par la bouche et le plus souvent possible. Ce simple moyen l'a guérie d'une in-flammation générale de la tête, qui avait résisté à tout médicament.

Tout moyen naturel devient facile à pratiquer avec la volonté. La *Nasa-buccale* présente assez d'importance pour que l'on cherche à s'y habi-tuer par les divers exercices que nous donne-rons pour en faciliter l'exécution.

Disons, par avance, que si l'urgence oblige à souffler le feu avec la bouche, ce sera l'occasion de faire tourner cet exercice au profit de la poi-trine. — On tourne la tête à l'opposé du feu pour reprendre haleine longuement et comme en frissonnant; par ce fait, le trait d'aspiration se trouvant divisé, frémissant, l'air pénètre avec facilité et en abondance dans les poumons. La provision d'air ainsi faite, la tête revient souffler le feu. — On ne pousse pas l'haleine, c'est une fatigue qu'il faut s'épargner. La poitrine se dé-gonfle en plein abandon. — Les lèvres, qui se sont transformées en bout de soufflet, retiennent l'haleine pour en fortifier et en prolonger le jet. Ensuite, pour éviter les vapeurs carboniques, la tête fait un demi-tour. — L'aspiration a lieu comme la première fois. — La tête, de même, revient souffler dans la direction du feu, et ainsi de suite.

Par la *Nasa-buccale*, faite avec cette précision, on pourra souffler le feu en respirant sans se dessécher la bouche et sans s'époumoner ; on pourra même, avec l'idée de travailler à sa santé, dans un lieu quelque peu aéré, faire de ce travail un exercice confortable pour la poitrine.

L'hiver, bien des gens souffriraient moins du froid aux doigts, si la poitrine pouvait sans fatigue y répandre la chaleur nécessaire.

L'haleine, répandue ainsi entre une main et le menton, viendra réchauffer agréablement l'un et l'autre ; mais pour bien réaliser cet effet bienfaisant, il faut que la main s'agite par frétillement, afin d'étendre avec plus de douceur la chaleur de l'haleine sur le menton, et aussi pour mieux sécher l'humidité qui atténue la chaleur et détériore la peau en proportion de l'intensité du froid.

La main en continuant son jeu, finira de se sécher sur l'autre main, qui, par ce fait, prendra un degré de chaleur avant d'agir de même à son tour. Ce moyen fera addition à ceux que nous avons publiés sur ce sujet.

Respiration-bucca-nasale.

Prendre l'air par la bouche, pour le rendre par le nez, peut être considéré comme respiration accidentelle, et n'est guère utile que dans les cas suivants :

1° Quand la voie nasale est affectée au point de mettre les poumons en danger, en recevant un air qui aurait traversé la partie affectée ; 2° pour attirer les mucosités lorsqu'il y a sécheresse dans l'organe et pour ne pas être obligé d'avoir recours au tabac ; 3° pour le priseur, dont les bronches sont affectées, afin d'éviter que le mal augmente en y faisant porter le principe irritant du tabac par l'air qui entrerait par le nez.

Il est une application de la *Bucca-nasale*, donnée dans notre ouvrage *sur la beauté*, application qui demande de la persévérance, mais dont on finit par retirer un agrément : nous voulons dire qu'on peut faire rentrer les lèvres trop saillantes en les tenant dans la position désirée et en persistant dans la pratique de la *Naza-buccale*; mais en évitant toutefois d'en faire usage quand l'air du dehors est sujet à faire contraste saisissant avec la chaleur de la bouche.

Nous venons de dire que l'haleine, en sortant par le nez, provoquait les mucosités, ce qui nécessite plus souvent le recours au mouchoir; dans ce cas, c'est un bien, car la bouche n'étant pas toujours intacte, le dégagement qui a lieu par la voie nasale emporte le principe qui pourrait nuire à la bouche.

Disons, à cette occasion, que les militaires, qui jouent à la *drogue*, ne se doutent guères que ce petit morceau de bois, qui leur pince le nez, équivaut à la prise de tabac; car si l'air circule dans le nez à l'étroit, il provoque les mucosités. Il en est de même pour les lunettes dites *pince-nez*; car plus le nez est pressé, plus il est impressionné par la chaleur de l'haleine, et plus, par conséquent, les mucosités se trouvent provoquées; d'ailleurs, l'action de se moucher qui fait presser le nez suffit pour se rendre compte exactement de cet effet.

Respiration abandonnée.

Nous n'indiquerons aucune application de la *Respiration-abandonnée*, attendu son inutilité; la qualification que nous avons cru devoir lui donner indique assez que c'est l'état de la respiration qui laisse aller l'air par les deux voies en même temps, ce qui n'offre aucune garantie pour la santé, car à la moindre secousse on encourt le danger signalé au coureur dans la *Respiration-nasale*.

Respiration-linguale.

Ainsi qu'il a été dit dans notre *physiologie*

pour bien se nourrir, la ***Respiration-linguale*** consiste, après avoir repris haleine par le nez, — à
tenir la langue appuyée au palais, — ouvrir le
fonds de la bouche, — faire sortir l'haleine le long
des joues ; — en circulant ainsi, l'haleine, gênée, frotte sur les granulations salivaires, — la
bouche s'humecte, se rafraîchit ; — si elle a besoin d'être assainie, on continue de même, et
l'épanchement de salive ne tarde pas à épurer
la bouche.

C'est en tenant ainsi la langue appliquée au
palais, que l'on soutient le mieux l'agréable tenue des lèvres prêtes à sourire ; seulement l'expiration devra se faire avec douceur afin d'éviter
la disgrâce que présenteraient les lèvres si l'haleine poussée précipitamment venait à les faire
ressortir.

Par cette tenue, les lèvres s'effleurant à peine,
elles seront garanties des gerçures et rugosités
que le froid occasionne. Dans ce cas il est essentiel d'essuyer l'humidité des lèvres à mesure
qu'elle se produit, et que l'haleine à sa sortie
fasse toujours sentir une douce chaleur.

Or si l'on serre trop les lèvres, la chaleur de
l'haleine les impressionne trop vivement, et si
elles restent entr'ouvertes, l'air extérieur les sai-
sit. — La mesure précise est dans la sensation :
— il faut que, sans cesse, les lèvres éprouvent

cette douceur d'impression que produit une agréable caresse.

Osons espérer que nos dames voudront bien adopter ce moyen naturel qui les dispensera de se graisser les lèvres avec la pommade rosa.

Ajoutons que la *Respiration-linguale* est un moyen de conservation pour toutes les dents, et que l'on peut agir de préférence sur les dents les plus visibles, celles du devant, en évitant que les lèvres pressent dessus, afin que l'haleine y circule facilement.

Les joues plates, les figures dites *en lame de couteau*, trouveront dans la *Respiration-linguale* un puissant moyen de développement par l'haleine qui vient soulever les joues à chaque aspiration. Arrêtons-nous là, car ce moyen rentre dans la spécialité de notre *science nouvelle pour l'amélioration du visage*.

Mais disons que, en faisant la *Respiration-linguale*, la gustation se trouvant annulée sur les points du palais où presse la langue, il sera facile de s'épargner l'impression désagréable que cause un breuvage contraire au goût.

Respiration-nasalée.

Quand on reprend difficilement haleine par le nez, il faut avoir recours à la *Respiration-nasalée*, qui s'établit comme la *Nasa-buccale*, avec cette différence seulement : arrivé presqu'à la fin de l'expiration buccale, le fond de la bouche se ferme, puis la fin de l'haleine est renvoyée brusquement par le nez. — C'est le coup d'expulsion que l'on fait ordinairement pour dégager les narines enchifrenées. — Ce coup d'expiration donné est repris aussitôt par le nez, en aspirant par la même voie, l'haleine sort de nouveau par la bouche et ainsi de suite. — L'allée et venue de l'haleine, poussée et retirée par élan, en ouvrant avec force la voie nasale, est la meilleure manière de faciliter la respiration par le nez.

Respiration-cadencée.

La respiration devient *cadencée* lorsque, au lieu de compter une, deux, pour l'allée et venue de l'haleine, chaque temps est divisé et s'accorde avec les mouvements de la marche, ce qui a lieu naturellement en marchant en cadence — c'est un principe d'élasticité qui adoucit les mouvements ; appliqué à la respiration, il ménage la poitrine.

Ce principe nous explique pourquoi le militaire a moins de fatigue en marchant au son de la musique. La parole produit le même effet : on sait qu'en faisant route en compagnie, la conversation soutient la marche, et mieux encore lorsque en divisant les mouvements, le chant et les gestes, font étendre la poitrine; l'air y entre alors avec plus de facilité et le corps s'allégit proportionnellement à la quantité d'air qui entre dans les poumons.

Respiration-balancée.

Cette respiration est la même que la *Cadencée*, avec cette différence, seulement, que dans celle-ci les temps sont divisés régulièrement par balancement, vu qu'elle est plus spécialement destinée à adoucir l'agitation. En conséquence le corps devra s'abandonner, pour ainsi dire, au mouvement de la respiration afin de s'épargner toute secousse.

Respiration-ondulée.

La respiration est *ondulée* lorsqu'on divise à l'extrème le trait d'aspiration : c'est à peu près la reprise d'haleine qui se fait naturellement à la suite d'une émotion sentimentale. L'expiration ne doit être qu'une espèce d'abandon.

La *Respiration-ondulée* prolongée par un léger balancement de tête devra être employée à la suite de fatigues d'esprit, d'engourdissement des facultés intellectuelles. C'est un moyen précieux pour soulager et vivifier le cerveau.

On arrivera mieux encore à ce but, le corps étendu sur un lit ou sur un divan, surtout quand les coudes, en appuyant à tour de rôle, font balancer le corps de l'un à l'autre côté avec douceur. Chaque petit mouvement, chaque petite sensation que l'on éprouve sont autant d'impul-sions pour augmenter la puissance de la *Respira-tion-ondulée*.

Respiration-progressive.

Pour établir la *Respiration-progressive*, on re-prend haleine longuement, par deux ou trois coups d'aspiration. — Puis, elle s'échappe de la manière suivante :

Les lèvres se pressent pour gêner l'haleine à sa sortie, —et, de même que pour chasser quel-que poussière retenue entre les lèvres, — l'ha-leine est poussée comme par coups de soufflet : — un coup, pour faire sortir l'haleine de la pre-mière expiration; deux coups pour la secon-de, — et, enfin, trois coups de soufflet chas-sent l'haleine de la troisième expiration et ainsi de suite.— Si la poitrine en éprouve la moindre fatigue, on fait, par intervalle, la *Respiration-ba-lancée*.

La *Progressive* devient nécessaire quand la *Lin-guale* n'a pu suffire au dégagement de la bou-che.

C'est à l'aide de ces deux manières de res-pirer qu'on arrive au merveilleux moyen de se *désaltérer sans boire*, ou au moins d'amortir la soif et épurer assez la bouche pour rendre intact le sens du goût. La cause de fermentation étant détruite, si peu que l'on boive avec lenteur, on éprouve un vrai plaisir sans crainte d'une prochaine altération.

On activera ce moyen par le concours de la marche, et plus encore, par celui de la course, surtout si, de temps à autre, on soulève la poitrine par deux ou trois mouvements circulaires des épaules à peu près de même que pour faire tourner une roue.

Respiration-rebondie.

La *Respiration rebondie* ne diffère de la *Progressive* que par la division des temps d'aspiration : — On aspire par un coup, nous dirons de *mise en train*, repris comme par rebondissement avec force prolongée, ce qui double la puissance de l'aspiration sans causer de fatigue.

On peut s'en représenter l'effet par un cavalier et son cheval : si, pour s'élancer dessus, le cavalier choisit le moment où le trot soulève sa monture pour y prendre son appui, il se trouve monté comme par rebondissement et s'épargne ainsi l'effort que lui aurait coûté son seul élan.

Cette double force que donne la *Respiration-rebondie*, est la puissance la plus active pour repousser les effets désastreux des impressions subites et rétablir l'équilibre des sens.

Les personnes sujettes aux affections nerveuses, apprécieront la valeur de la *Respiration-re-*

bondie, en considérant que l'attaque de nerfs est presque toujours la suite d'une impression fâcheuse. Donc, l'attaque n'aura pas lieu si l'on contrebalance le choc de l'impression par le *contrechoc de la Respiration-rebondie,* en ayant soin toutefois, d'opposer la force d'aspiration, proportionnellement à la force du choc que l'on reçoit.

La *Respiration-rebondie* étant des plus favorables à la circulation du sang, sera d'un grand secours contre la paralysie ; seulement, quand la respiration pousse le sang, pour le faire circuler, le mouvement général du corps doit entretenir cet ébranlement, et la partie qui manque de vie, s'agiter le plus possible pour attirer le sang qui lui fait défaut.

L'effet sera complet et l'on aura la plus grande chance de guérison, si l'on accorde les diverses impulsions de manière à ne produire qu'un seul élan, dirigé sur le même point par la force de la pensée.

Nous recommandons la *Respiration-rebondie* aux personnes que le froid incommode : en sortant d'un appartement chaud si l'on s'expose à un air vif, il se produit un saisissement auquel il faut parer. — Trois ou quatre aspirations *rebondies,* répétées de temps à autre, fournissent assez de chaleur naturelle pour résister au froid le plus intense ; car plus l'air est condencé, plus il contient d'oxigène, et plus par conséquent il augmente la chaleur du corps lorsqu'il y pénètre. Chaque aspiration est un coup de soufflet qui ranime la chaleur du corps ainsi qu'il en est pour le feu de nos foyers, et de même aussi que pour le corps, plus le feu est ardent, plus vite le coup de soufflet précipite son intensité.

Ceci nous indique qu'il faut, aussitôt le réveil, profiter de la chaleur du corps, et ne pas la laisser tomber avant de faire la *Respiration-rebondie*.

On peut se rendre compte de cet effet d'aspiration qui frappe le sang dans les poumons, par le briquet à air, dont la composition est incombustible ; le feu s'en dégage instantanément si l'on pousse et tire le piston comme par rebondissement. La différence de la *Respiration-rebondie* est, que les deux temps se trouvant dirigés vers le dedans, la chaleur se répand à l'intérieur du corps.

Respiration-vacillante.

La *Respiration-vacillante* convient aux personnes délicates qui ont besoin de se donner de la chaleur, plus modérément que par la *Rebondie* ; elle consiste à reprendre haleine par un mouvement de vacillement, de tremblement prolongé : l'air agité ainsi pénètre mieux dans les poumons et frappe le sang avec plus de douceur. La chaleur du sang augmente plus lentement ; mais aussi on ne court aucun danger pour l'irritation.

Le tremblement est un bienfait de la nature : lorsque l'homme saisi par le froid vient à trembler, le degré de chaleur qui survient dans le sang est une force qui peut, à la |dernière extrémité, le sauver de la mort.

N'oublions pas, au besoin, cette indication de la nature, et, rappelons-nous aussi, que le corps se ranime suivant la quantité d'air qui entre dans les poumons.

Respiration-ailette.

Comme son nom l'indique, la *Respiration-ailette* consiste à établir une espèce de mouvement d'ailes pour augmenter le jeu de la respiration : — Les mains se placent sous les esselles, — la poitrine s'étend, —on agite les coudes, de manière à imiter l'oiseau qui bat des ailes , et en sorte que la poitrine soit soulevée à chaque coup d'aspiration ; le battement fait monter les coudes progressivement à chaque temps de l'aspiration que l'on rend *cadencée*.— Puis l'haleine s'écoule et les bras retombent avec lenteur en réduisant leur battement de façon à en conserver seulement la mesure, et ainsi de suite.

Respiration-saccadée.

Nous réservons pour le chapitre troisième l'application de la *Saccadée*, contre l'étourdissement, les maux de reins, la colique venteuse, etc. ;

nous la présentons ici, comme variété; car varier la manière de respirer est aussi utile aux poumons que les différents exercices le sont au corps.—Pour rendre la Respiration *saccadée* : — on aspire longuement avec force et par secousses successives, que l'on accorde avec quelque mouvement, principalement du milieu du corps. — Si le sang est porté à la tête, il en descend avec l'air qui entre avec une force saccadée dans les poumons, puis il continue à descendre vers le point où le corps se met en mouvement.

Respiration-prolongée.

Parmi les différentes manières de respirer, celles qui font pénétrer le plus d'air dans les poumons deviennent *Respiration-prolongée*; on peut y ajouter entr'autres les mouvements qui suivent :

En aspirant, la tête, les épaules et le corps se soulèvent : — puis ils s'abaissent d'accord avec l'expiration. — Ensuite les épaules, à chaque temps d'aspiration, se portent d'un côté à l'autre tandis que les hanches vont à l'opposé et de façon à imprimer au corps, dans son entier, un léger mouvement de spirale.

On augmentera la portée de cette espèce de respiration en la rendant quelque peu haletée, c'est-à-dire en laissant échapper très peu d'haleine; de distance en distance, dans le cours

de chaque aspiration prolongée le plus possible.

La *Respiration-prolongée* ne peut guère être
exécutée pleinement , qu'étant debout , sur
place, comme exercice respiratoire ou avec les
mouvements d'une marche très lente, quand on
n'a pas à redouter des regards indiscrets. Autrement, pour le bien de sa santé, il est permis
de tromper l'œil : On réduit les mouvements, et,
par intervalles, on les confond avec ceux de la
tête qui tourne et s'élève, à droite, à gauche
avec l'air d'observer des points élevés.

Ce dernier mouvement secondé par la marche,
en mettant la poitrine en jeu, comme les premiers, fera sentir que la *Respiration-prolongée*
doit étendre, purifier et fortifier les poumons,
si on l'exécute au milieu d'un air pur et que l'on
prenne, à la suite, une nourriture saine.

Respiration-flottante.

Quoique pouvant procurer de grands soulage-
ments, la *Respiration-flottante* est des plus simples
à établir : — Étant couché sur le dos, les coudes de chaque côté du corps, poussent à tour
de rôle sur leur appui, — le corps, comme en
flottant, roule à droite, à gauche, et la tête, par
une espèce d'abandon, en suivant ce balancement roule plus largement. — Lorsqu'une longue aspiration frémissante, frissonnante, vient

s'accorder avec les diverses impulsions , on éprouve des effets de soulagement, de rafraîchissement qu'aucun breuvage ne procure d'une manière aussi rapide et aussi salutaire.

Respiration-spirale.

Le bien que nous avons ressenti, en faisant balancer la poitrine d'un côté à l'autre, nous a suggéré la *Respiration-spirale*. C'est par le mouvement des bras, en allant au pas gymnastique qu'elle s'établit.

Les mains se tiennent de cette manière : — Le petit doigt et le pouce, de la même main, se rapprochent pour former anse et cette main le panier. — L'anse est prise par l'autre main qui se fourre dessous. — Les deux mains se ferment ; ce n'est plus qu'un carré ; — il va nous servir de poids pour faire jouer le ressort des bras comme celui de la spirale.

L'élan est donné aux bras ; ils vont d'un côté à l'autre, de même que la spirale. — A chaque allée et venue des bras, les mains, en se pressant, soutiennent l'essor de cette espèce de balancier. — On augmente de plus en plus cette pression, et les bras montent progressivement. — La poitrine balance horizontalement et obliquement, elle éprouve le bienfait qui a lieu quand le corps remue dans le sens où il n'agit pas ordinairement ; mais il ne faut pas oublier que l'aspiration faite à chaque impulsion, est le premier confortable de tout exercice.

Respiration-isochrome.

La *Respiration-isochrome*, dont l'application a été faite à la marche dans notre *Statique*, est l'accord des temps de la respiration avec le mouvement du sang, afin d'en régler les pulsations comme on le fait pour les oscillations du pendule.

De même qu'on le fait pour ne pas laisser les bras balants, ici, une main prend l'autre à la hauteur du poignet; — le pouce cherche l'artère pour sentir le battement du pouls; — il reste dessus; — les mains se ferment, se soutiennent en se pressant; l'observation commence : — On accorde chaque temps d'aspiration et même d'expiration, avec chaque pulsation. — La marche à petits pas ou tout autre mouvement divisé viendra compléter cet accord.

Il nous reste à régler, selon le besoin, la circulation du sang : — Faire tomber ensemble les divers mouvements, suffit pour entretenir la régularité de la circulation; — mais pour en ralentir le mouvement, il faut que le temps d'aspiration n'arrive qu'à la fin de la pulsation; — par ce fait, la pulsation se prolonge et la circulation se ralentit. — Si, au contraire, elle a be-

soin d'être activée, — on précipite assez la respiration par les autres mouvements pour fournir
deux temps contre une pulsation.

Dans le cours de la marche, ce double mouvement s'établit pour le corps, quand il s'élève
et s'abaisse par jeu d'élasticité. — Étant agité
ainsi, le sang ne tarde pas à prendre de l'activité,
de la chaleur et qui plus est, l'agitation du sang,
dans ce sens, le faisant circuler directement vers
le cerveau; la titillation qu'il y produit éveille des
sensations agréables, et l'on s'étonne d'avoir à si
peu de frais un moyen de se mettre de bonne
humeur.

Le ralentissement de la circulation du sang
fait ressentir les bienfaits du calme après l'irritation.

Respiration-pleine-bouche.

Le besoin de trouver le sommeil à la suite de
l'agitation nous a donné l'occasion d'établir la
Respiration-pleine-bouche, qui, en même temps,
est un rappel pour la *Nasa-buccale* qui, elle aussi,
provoque au sommeil tout en épurant la bouche.

La *Respiration-pleine-bouche*, donc, se pratique
de cette manière : — Lorsque, étant couché, on
n'a pu vaincre l'insomnie, — on se tourne dans
la position qui fait ressentir le plus de soulagement, — on détourne l'idée du cerveau pour la

reporter avec calme à la respiration. — Puis on aspire longuement et avec douceur par la voie nasale; — la langue s'applique au palais, — du fond de la bouche, un petit mouvement de distance en distance fait jaillir l'haleine le long des joues.— La bouche se remplit. — Les lèvres retiennent l'haleine et n'en laissent échapper que la surabondance.

La succession des petits jets d'haleine et la petite sensation que fait éprouver le gonflement des joues, occupant l'esprit avec douceur et régularité, sont un moyen somnifère en même temps qu'une hygiène pour la bouche. — C'est aussi l'occasion de se rendre compte du relâchement des muscles quand arrive le sommeil : la volonté cesse, les lèvres se détendent et l'haleine fuit aussitôt que l'on s'endort ; mais il ne faut pas espérer vaincre une insomnie caractérisée, à moins de persévérer dans cette espèce de jeu somnifère.

Il n'en eut pas dit autant ce philosophe qui, comptant sur le relâchement des muscles, tenait une boule dans la main au-dessus d'un vase sonore, afin de vaincre le sommeil au moment de ses premiers effets, annoncés par la chute de la boule.

Si le sang ou les idées sont agitées au point qu'on ne puisse s'endormir par le moyen indiqué, on aura une ressource de plus en variant la *Respiration-pleine-bouche* de cette manière; — on imite le *tic tac* de l'horloge par le bruit qui se produit en décollant la langue du palais, de même qu'on le fait pour marquer le mécontentement. — Ce petit mouvement rétrograde a lieu ici au fond de la bouche, là, le décollement donne le *tic*; le *tac* se fait entendre au-devant de la bouche quand la langue se décolle en poussant le jet d'haleine. — Les lèvres restant fermées, les petits jets d'haleine continuent et la bouche se remplit au bruit de ce *tic-tac*, aussi monotone et plus somnifère encore que celui de l'horloge.

Nous pouvons constater une autre utilité de la *Respiration-pleine-bouche*; c'est l'histoire d'un bon ménage : Le mari aimait bien sa femme et n'avait rien à lui reprocher, seulement elle ne pouvait toujours se retenir de parler; le mari se trouvant souvent interrompu dans des compositions studieuses, suggéra à sa femme de conserver un certain temps, sinon l'haleine, mais de l'eau dans la bouche, afin, disait-il, de donner à l'eau le temps de produire, sur les parois buccales, les effets salutaires du bain qui purifie la peau.

Ce mari avait raison, et ce moyen de faire détremper des matières tenaces serait préférable à l'eau, qui ne fait que glisser dessus lorsqu'on

se rince la bouche, comme on le fait ordinairement.

L'eau ou l'haleine, en séjournant dans la
bouche, serait le grand et le petit moyen et
pourrait recevoir les dénominations de grand
et petit *Bain-buccal*.

Respiration-purgative

La *Respiration-purgative* a pour effet de détruire la cause déterminante du rhume, en facilitant l'expulsion des matières qui séjournent
dans les poumons. — On resserre profondément le gosier, comme pour rendre la voix
caverneuse, étranglée. — Le son impressionne
mal l'oreille, il est vrai, mais cet inconvénient
est largement compensé par le bien à retirer de
la *Purgative*; car, si l'on réfléchit aux maux
résultant des matières quelquefois infectes,
qu'on laisse fermenter dans les poumons, on
nous saura gré, sans doute, d'appeler l'attention
sur le moyen d'écurer, pour ainsi dire, l'organe
avant qu'il ait le temps de se corrompre. Ainsi
donc, on facilite l'expulsion de la manière suivante :

L'haleine, poussée avec lenteur, remonte du
fond de la poitrine, qui conserve un plein laisser-aller.; le gosier se resserre; — L'haleine,
en remontant ainsi dans un canal étroit, est une
attraction pour les matières. celles-ci se déta-

chent facilement du fond des poumons, montent, forment courant avec l'haleine et se trouvent expulsées mieux que par la toux naturelle.

C'est un principe de la loi capillaire que, plus les tubes sont étroits, plus facilement les liquides montent au-dessus de leur niveau.

Un principe hydraulique vient aussi corroborer notre moyen. — On sait que l'eau est attirée et jaillit davantage quand le tuyau va en se rétrécissant vers son embouchure.

Respiration-salivaire.

Ainsi qu'il a été dit ailleurs, il est fâcheux que l'idée ne soit pas venue aux médecins humoristes de faire respirer leurs malades, de manière à ce que l'air n'entraîne pas de salive impure dans la poitrine. Avec la *Respiration-salivaire* la doctrine de Galien, peut-être aujourd'hui, rendrait de grands services à la thérapeutique.

Par la manière de respirer, on peut établir un courant de salive qui équivaut à une purgation, et faire que ce courant se reproduise dans le cours du sommeil en suivant les indications mentionnées dans l'article de la *Respiration-nasa-buccale*, rendue *Linguale* et *Progressive*, selon le besoin du malade.

Si le sang, pour être épuré, réclame un écoulement plus abondant de salive, il faut, préalablement, mettre le corps en agitation et l'humecter par quelque boisson émolliente.

La nuit, un mouchoir placé sur l'oreillé reçoit la salive qui découle du coin de la bouche tournée de ce côté.

Il n'y a rien à appréhender de l'écoulement de la salive quand il n'est pas provoqué par des excitants.

Il est des maladies où le sang rejette une véritable écume; souvent il suffit, pour rétablir la santé, de faciliter le courant de salive quand il n'a pas lieu naturellement.

Un exemple en fera mieux ressortir l'importance : — Un épileptique, bientôt octogénaire, que nous voyons fréquemment, était, depuis longtemps, pris d'attaques, à peu près chaque semaine; maintenant cet état convulsif lui laisse plus d'un an de répit; et pourtant lorsque cette maladie est bien caractérisée, elle augmente avec l'âge.

Ici, certainement, l'amélioration est due à une salivation qui affecte le malade, salivation qui, la nuit, se reproduit en abondance, et l'oblige à mettre le coin d'un mouchoir de chaque côté de la bouche pour l'écoulement de la salive.

Il est certain aussi qu'une seconde cause contribue à la guérison. — Les attaques, presque toujours, ont été précédées d'un tremblement avec claquement de dents ; mais depuis qu'il a écouté, pour ainsi dire, ce tremblement, qu'il n'y a opposé aucune résistance, il est arrivé souvent que l'attaque n'a pas eu lieu.

On peut juger, par ce fait, combien il serait urgent, dans le cas d'épilepsie, d'avoir recours à la *Respiration-vacillante* pour venir en aide à la nature afin de déterminer ce tremblement.

La *Nasa-buccale*, la *Vacillante*, jointes à la *puissance de l'aspiration*, dont la plus grande importance sera exposée au chapitre 5, compléteront le moyen donné dans notre premier livre pour combattre l'épilepsie.

Respiration-nourricière.

On sait que l'air en entrant dans les poumons y entraîne toute espèce de vapeur. Ainsi, la respiration devient *Nourricière* lorsqu'on aspire des vapeurs nutritives : telles sont les vapeurs qui s'exhalent des viandes fraîches, surtout de celles fraîchement coupées, et des viandes fumantes servies à table lorsqu'on en aspire les vapeurs ; elles portent profit, en quelque sorte, mieux que la substance elle-même.

Nous en avons la preuve par les bouchers, les traiteurs et les personnes qui, habituellement, dépècent les viandes ; on les voit presque toutes manger peu, prendre de l'embonpoint et jouir d'une bonne santé.

Et cela se conçoit : les vapeurs nourricières en pénétrant dans les poumons, portent directement au sang l'essence de la nourriture ; c'est une nutrition sans fatigue qui vient s'ajouter à celle que donne la digestion.

A défaut de preuves concluantes, on n'aurait qu'à descendre au bas de l'échelle d'observation et voir la vie purement animale du porc, chez lequel la nourriture porte tant de profit : son ignoble avidité lui fait aspirer une plus grande quantité d'exhalaison en plongeant le canal respiratoire dans les substances dont il se nourrit ; certes, cet exemple inférieur nous montre assez que les vapeurs nourricières portent profit.

Ainsi donc, pour faire contribuer la respiration à une bonne nutrition et d'une manière digne de l'homme, on aura à suivre les principes donnés dans notre *physiologie*, c'est-à-dire : — commencer le repas par les substances les plus liquides et comportant le plus de chaleur, afin qu'elles pénètrent mieux les chairs pour ouvrir les voies aux substances les plus compactes, les moins sujettes à établir les courants nutritifs.— C'est ainsi que, dans le monde, les plus ardents s'avancent et les autres les suivent.

Pour donner plus de force à la *Respiration-nour-ricière*, on commence par rendre complétement l'haleine afin d'augmenter l'élan qui la fait reprendre, et pour mieux favoriser la nutrition et l'extension des poumons, sans les fatiguer, on aspire le plus longuement et avec le plus de douceur possible.

Maintenant, pour faire entrer une plus grande quantité de vapeur avec l'air dans les poumons, l'idée porte à bien se nourrir par la respiration:— On ne fait pas le mouvement de déglutition ; — On aspire, on hume le liquide nourricier, sans oublier de faire porter l'action profondément. — On se rappellera aussi que le dégustateur fait bouillonner la boisson au palais pour en faire sortir toute la quintessence ; on devra faire de même et jusqu'au fond de la bouche ; la grande division qui a lieu, alors, dans le liquide, augmente la vapeur au profit des poumons.

Quand le but principal est d'étendre la respiration, on soutient plus longtemps l'extension des poumons en y conservant l'haleine de cette manière : — Après que plusieurs petites cuillerées sont passées avec l'haleine rendue *vacillante*, on actionne, on prolonge encore l'aspiration au moyen d'une suite de très petites cuillerées prises précipitamment.— On soutient encore mieux cette action avec l'idée de compter le plus possible de petites cuillerées pour chaque aspiration.

Cette espèce de jeu, par mouvements précipités, fait éprouver une sensation ; — toute sensation est un élan qui vient en aide au mouvement qui prolonge l'aspiration.

On peut soutenir plus longtemps encore l'extension des poumons en rendant la respiration quelque peu haletante de même que pour la *Respiration-prolongée*, c'est-à-dire que, de temps en temps par mouvements balancés, on laisse échapper très peu d'haleine dans le cours de l'aspiration, et l'on tend toujours à en reprendre plus qu'on en laisse échapper.

On ne manquera pas de nous objecter que, en humant les liquides par petits coups précipités, la vapeur se trouve en partie entraînée dans l'estomac et rend le corps sujet aux perturbations venteuses ?

C'est vrai ; mais les gaz ne nuisent au corps qu'autant qu'ils y séjournent, et nous pouvons les chasser, pour ainsi dire, au moyen d'une longue aspiration. Il s'établit, alors, un courant utile; car ce courant devient une espèce de purgatif qui entraîne tout autre principe gazeux sujet à séjourner dans le corps.—C'est une durgation naturelle qu'il ne faut pas négliger; car ce moyen pourra, à l'occasion, sans fatiguer le corps, lui enlever un principe de maladie. Nous en parlerons plus amplement à l'article *maux de reins, colique, etc.*

Le moyen de se nourrir en partie par l'organe respiratoire, nous a suggéré un projet d'invention simple, mais des plus importants pour le cas de gastrite sérieuse, et autres maladies où l'estomac rejette en grande partie la nourriture.

Une espèce d'entonnoir, ayant à son bout une embouchure, pouvant s'adapter aux narines, communiquerait, par sa large embouchure, à une grande quantité de vapeurs nourricières : — Avec cet appareil, le malade pratiquerait la *Respiration nasa-buccale*. — Le principe réparateur, allant de l'entonnoir aux voies nasales, pour arriver dans les poumons, et l'haleine épurant les parties affectées en sortant par la bouche, permettrait peut-être de dire que : — la santé entre d'un côté et la maladie sort de l'autre.

Le conduit de l'appareil pourrait être recourbé de façon à ce que l'haleine du malade ne s'exhale pas sur la nourriture.

Etendons notre application : cet appareil étant prolongé, pourrait communiquer, du dehors, au lit du malade et dispenser d'ouvrir les croisées pour renouveler l'air dans les temps froids.

Le besoin d'un semblable appareil est tellement senti par certaines personnes, que nous en avons vu, en chambre close, se placer près du trou de la serrure dans l'idée de respirer plus hygièniquement.

Il est étonnant qu'on n'ait pas songé depuis longtemps, pour certaines professions, à garantir les ouvriers de ces poussières et émanations corrosives qu'ils se trouvent obligés de respirer.

Pour cette application : le tuyau de l'appareil

terminé en fourche, passerait sur les épaules pour aller prendre air derrière l'individu.

Par ce simple moyen, les ouvriers courageux qui persévèrent dans ce genre de travail ne seraient plus exposés à traîner une vie languissante, et, pour leur récompense, tomber à la charge de la société, en allant mourir à l'hôpital.

CHAPITRE II.

Exercices respiratoires.

Les personnes peu sérieuses, que la moindre excentricité de mouvement porte à rire, devront passer ce chapitre et n'y revenir qu'après en avoir entrevu l'importance par l'étude des autres chapitres.

Nasale.

La *Nasale* a autant de puissance qu'elle présente de simplicité. Le priseur en représente, à peu près les mouvements chaque fois qu'il prend sa prise de tabac, seulement : — avec la prise, on aspire l'air ; on l'expire pour la *Nasale*. — On se prépare à cet exercice par une reprise d'haleine abondante, pour la chasser de la manière suivante par la voie nasale : — on ferme l'arrière bouche ; — puis, par la volonté, on produit le coup d'éternuement. — Au même instant le bout des doigts, porté vivement à l'ouverture des narines, repousse l'haleine prête à s'échapper et la fait refouler vers le cerveau.

Dans cette action, les doigts remuent de manière à faire vaciller les narines non pas comme le priseur pour mieux sentir le goût du tabac, mais bien pour ne pas être suffoqué en arrêtant complétement la respiration.

On augmente la puissance de la *Nasale*, en agitant la poitrine par le balancement des bras qui fait battre les coudes au corps.

On appréciera toute la puissance de la *Nasale* si l'on considère que l'haleine, en refoulant sur le cerveau, ce foyer des sensations, restreint l'espace où se meuvent les fibriles sensitives et que ces fibriles se trouvant ainsi maintenues, perdent de cette force qui actionne le principe irritable des muscles, cause de toute disposition convulsive.

La *Nasale* est un diminutif des effets du chloroforme, avec cette différence que si l'on force le moyen on ne court aucun danger.

Un moyen grossièrement matériel, un moyen inhumain, donne une idée positive de l'effet de pression au cerveau : — certaines nourrices font cesser les cris de leur nourrisson en leur pressant le haut de la tête afin de s'épargner la peine de les bercer.

Cette pratique laisse à craindre que l'intelligence n'en soit endommagée. — La *Nasale* en fesant presser le cerveau par l'élasticité de l'air, ne présente pas le même danger.

La pression, en diminuant le volume du crâne encore tendre du jeune enfant, ne peut qu'arrêter le développement de ses facultés intellectuelles. — On conçoit que le contraire doit avoir lieu quand une force pousse à la plénitude du cerveau.

Nous ne voulons pas dire qu'il serait facile de pratiquer la *Nasale* sur un jeune enfant, en arrêtant un instant sa respiration ; mais nous voudrions voir la nourrice étudier divers mouvements balancés pour arriver à celui qui calme au plus tôt l'irritation.

Nous voudrions, de plus, voir la nourrice se distraire par une autre variété de mouvement, c'est-à-dire que de temps à autre pour mieux calmer l'enfant, elle lui ferait des espèces de passes magnétiques en promenant les mains, à partir du haut de la tête jusqu'au cou, en passant le long des jugulaires. — Les mains en exécutant ce mouvement doivent tremblotter, frétiller et effleurer à peine la partie sur laquelle elles passent.

Il est un cas où il est urgent de faire au plus vite la *Nasale*, c'est lorsque les aliments vont obstruer la voie de la respiration et causer une suffocation, ou pour le dire en termes vulgaires : *quand on avale de travers.* La *Nasale*, faite aussitôt, arrête assez le jeu des nerfs, pour que l'haleine ait le temps de chasser ce qui lui fait obstacle et l'on est sauvé de ce degré de suffocation que l'on a vu déterminer la mort.

Souvent l'ignorance des faits porte à rire et à taxer d'excentricité ridicule ce qui est tout naturel ; la *Nasale* en est la preuve : certains campagnards, par un mouvement instinctif, savent très bien, en se pinçant le nez, arrêter la suffocation dont nous venons de parler.

La *Nasale* peut, en quelque sorte, remplacer pour un certain temps la nourriture : elle amortit ces tiraillements d'estomac causés par le défaut d'aliment, effet produit par l'intestin digestif, qui ronge, pour ainsi dire, les chairs, lorsqu'il ne peut plus agir sur les substances alimentaires ; la *Nasale*, en le mettant en état de sommeil, permet de différer l'heure du repas sans nuire à la santé.

Le coup d'éternuement, que nous imitons, en faisant la *Nasale*, pourra de même être amorti, s'il se produit naturellement. La *Nasale* arrête cet effet bruyant et convulsif. Il en résulte un mouvement concentré, sourd, qui stimule le cerveau sans le fatiguer. Ce moyen d'éternuer sans bruit devient nécessaire pour les moments où il serait indiscret de rompre le silence.

Le baillement, si désagréable aux yeux des autres et souvent incommode à soi-même, devient bienfaisant, et de plus, invisible, surtout avec le simulacre de la prise de tabac ou du mouchoir.

On peut, sans le secours de la *Nasale*, de la prise ou du mouchoir, rendre le baillement presque invisible : — la base de la langue ferme fortement le fond de la bouche en pressant contre le palais. C'est un appui pour retenir l'effet du baillement. D'autre part, le baillement se trouve amorti par l'haleine qui presse au cerveau, pour s'écouler par la voie nasale. On sent bien un petit tiraillement, mais on peut le maintenir sans être obligé d'ouvrir la bouche.

Au moyen de la *Nasale*, on comprime le rire involontaire, le rire nerveux qui peut devenir insupportable s'il est pris pour de l'ironie.

Voici notre dernière découverte touchant la *Nasale*.

Un matin, en nous éveillant, étant pris d'étourdissement, la *Nasale* l'a fait passer aussitôt. Afin de pousser plus loin l'épreuve, nous avons provoqué un nouvel étourdissement en nous mettant à la renverse, la tête pendante. La *Nasale* a amorti la douleur. — Le sang arrêté au cerveau a repris son cours tant que le jeu des nerfs se trouvait comprimé par la *Nasale*, et nous avons pu nous relever sans éprouver le moindre vertige.

Avis aux gymnastes qui, à l'aide de semelles formant le vide, marchent au plafond, ainsi qu'on en voyait naguère dans plusieurs théâtres de Paris. Si la vogue de ces représentations est tombée, la cause vient probablement du manque de moyens pour parer à l'étourdissement. Cette épreuve de la *Nasale* nous a fait pressentir toute sa puissance contre les congestions cérébrales, coups de sang, apoplexie foudroyante, et même contre l'épilepsie, surtout en faisant alternativement la *Nasale* et l'aspiration sans interruption, ce qui donne une double force que l'on peut prolonger autant que dure l'accès de la maladie.

Si le cas devient sérieux, l'aspiration se fait avec une force proportionnée à celle de l'attaque, et l'haleine, dans cette même proportion, est poussée au cerveau pour comprimer le jeu des nerfs, suivant leur force d'ébranlement.

Que l'on se contusionne le doigt et que ce doigt soit tenu de façon à presser le mal de toute part, l'inflammation ne se produira pas, et si la pression continue, la guérison s'effectuera promptement, sans qu'il y survienne la marque bleue que l'on y voit ordinairement.

Cette absence de la stase par l'effet de la pression, en donnant un aperçu de la puissance mécanique sur la circulation du sang, dit pourquoi il n'y a pas eu d'inflammation, et comment cette pression. en comprimant le jeu des nerfs, arrête l'irritation.

Rhume-factice.

Le *Rhume-factice* est le coup de la toux produit par la volonté, afin de reproduire et utiliser cette force ; cette force considérée jusqu'ici comme nuisible, nous la ferons tourner au profit de la santé, ainsi qu'on le verra à l'article consacré spécialement au rhume.

Le *Rhume-factice* s'établit de cette manière : On conserve un plein laisser-aller dans toute l'étendue de la poitrine, — le gosier se resserre. — On a eu soin de reprendre haleine complètement, afin d'augmenter l'élan qui la fait rendre. — Elle est poussée par coups prolongés de toux factice; retenue par les lèvres qui se pressent en proportion de la force qu'on veut obtenir. — Cette force que donne l'élasticité de l'haleine , lorsqu'elle est poussée et retenue, doit être dirigée par la force de la volonté, principalement sur le point du visage ou de la tête qui a besoin d'être vivifié.

Pour peu que les poumons se trouvent embarrassés lorsqu'on fait le *Rhume-factice*, les matières remontent et provoquent la toux naturelle; s'il en est ainsi, il ne faut pas s'en plaindre; car cet élan naturel fortifie et adoucit celui qui est produit par la volonté.

Nous retrouvons dans le *Rhume-factice*, de même que dans la *Nasale*, une double force qui a toute puissance contre les forces destructives qui attaquent le corps.

L'aspiration, fortement prolongée, est déjà un moyen pour parer aux effets d'une fâcheuse impression ; mais la grande puissance de *contre-choc*, fait à l'instant même où le corps et l'esprit se trouvent choqués, est dans le *Rhume-factice* au complet.

Le *Rhume-factice* est aussi le moyen le plus puissant pour soutenir le courant de transpiration, au moment où il s'arrête ; on peut même reporter ce courant jusqu'à la peau, après que la sueur est rentrée, en donnant de la continuité au *Rhume factice*, comme il a été dit pour *la Nasale*.

Dans ce cas, on étend le moyen ainsi : — La lèvre supérieure descend pardessus l'autre lèvre, en sorte qu'elles se croisent le plus possible ; afin que la secousse de la toux se prolonge de tout le temps que la lèvre glisse en s'échappant de dessous l'autre lèvre. — Toutes deux appuient sur la gencive pour maintenir l'haleine plus fortement.

On augmentera d'avantage la force du *Rhume-factice* en augmentant l'espace qui retient l'haleine. — Au moment de la toux, les doigts se portent à l'orifice des narines, de même que pour *la Nasale*. — Les lèvres aussi se pressent. — Toute la bouche, d'autre part et la voie nasale,

sont en plein laisser-aller. — La toux a lieu.—
L'haleine se répand dans ce large espace. L'é-
lasticité de l'haleine jouant dans une plus grande
étendue acquiert de la puissance pour mieux
soutenir le courant que l'on veut faire porter à
la peau.

C'est un moyen précieux pour le malade à qui
le médecin prescrit de ne pas changer de linge,
dans la crainte que la sueur ne rentre ; il profitera du côté salutaire que procure le linge
blanc, en soutenant la transpiration, par le *Rhume-
factice*, tout le temps du danger.

Par la même raison, les délicats changeront de
linge, sans être obligés de le faire chauffer, et
leur santé y gagnera.

C'est assez dire l'utilité du *Rhume-factice*
dans les temps froids, à la moindre station que
peut occasionner une rencontre ; au moins on
ne craindra plus de s'arrêter lorsque le corps
se trouvera en moiteur.

On nous a objecté que tousser, comme ci-
dessus, paraîtrait ridicule en société, et c'est
avec raison ; car, en général, on a pour habitude de prendre en mauvaise part tout ce qui
n'est pas en usage. On parera à cet inconvénient
en mettant la main devant la bouche, comme
cela se pratique habituellement pour éviter que
la toux ne fasse rejaillir la salive.

Par la même occasion, le mouvement des

doigts, à l'orifice des narines, pourra être rendu invisible pour la *Nasale,* si elle devient nécessaire.

Toux-nasale.

Bien des fois on nous a demandé le moyen de faire passer cette toux sèche et fréquente, occasionnée par le sang qui se porte à la gorge. Jusqu'ici nous n'avions pu y apporter qu'un soulagement imparfait.

Enfin, après avoir exploré le *Rhume-factice* et la *Nasale* sur divers points, nous sommes arrivé à notre but par l'exécution suivante :

Aussitôt que la toux va se produire, la base de la langue presse au palais pour fermer fortement le fond de la bouche. — On ouvre largement la voie nasale. — On prolonge, avec douceur, la secousse de la toux, en ayant soin de la diriger vers le cerveau avec une certaine précaution. — L'ensemble de cette action est de *tousser par le nez* au lieu de tousser par la bouche.— C'est à peu près le coup d'éternuement poussé vers le haut de la tête et prolongé avec finesse, jointe à un laisser aller de la poitrine ; c'est là le point essentiel pour adoucir l'irritation que cause la toux ; — On évitera la suffocation en laissant échapper par la bouche l'haleine qui vient en trop grande abondance.

La *Toux-nasale,* en étouffant le son de la toux, est aussi le moyen d'épargner ce bruit parfois insupportable aux autres, tout en parant au danger d'une toux irritante. — Le principe de *l'Ondullée*, qui fait descendre l'air dans les poumons avec beaucoup de douceur, ne devra pas être négligé, aussitôt après la toux pour faire descendre le sang porté à la gorge. —N'oublions pas un principe d'adoucissement de la toux qui doit tourner au profit de la vue, nous voulons dire qu'il faut au moment de la toux : — Ouvrir les yeux par un coup de paupières, d'accord avec celui de la tête, qui se jette par balancement d'un côté ou de l'autre. — L'ensemble de ces mouvements détourne avec douceur la toux de la partie irritable, et cette force qui allait nuire à la gorge va profiter aux yeux quand leur mouvement en appelle le courant.

Ce moyen de profiter de l'ébranlement des fluides pour en diriger la force sur les yeux, fera addition à ceux donnés à l'article pour fortifier la vue, dans nos 500 *moyens*.

Toux-gutturale.

La *Toux-gutturale* est destinée à arrêter le haut-de-cœur provoqué par la toux, et aussi à empêcher le sang d'affluer à la tête. Nous signalons la *Toux-gutturale* aux personnes qui, à force de se laisser entraîner en avant par l'action de la parole, ont, à regret, pris l'habitude d'avancer la tête, au point que le menton dépasse de beaucoup la poitrine et qu'il leur devient impossible de remédier à cette position.

Au moyen de la *Toux-gutturale*,, pratiquée avec persévérance et soutenue par une certaine force de volonté, on peut arriver à ce que la tête reprenne sa position respective avec le corps.

A l'approche de la toux, naturelle ou provoquée, — le menton, par élan, s'abaisse, recule. — La tête, en allant en arrière, pèse sur le gosier. — C'est une gêne qui empêche le sang d'affluer à la tête. — Par la force de l'élan qui porte la tête en arrière, elle remonte, s'avance, redescend, pour finir son tour, reprendre sa première position et ainsi de suite; on profite de chaque secousse de la toux pour redonner l'essor à cette espèce de tour de meule.

Ainsi donc, la *Toux-gutturale* qui devra se faire avec un plein laisser-aller du corps, est une garantie contre l'affluence du sang au cerveau, que peut occasionner une toux libre. — Elle épargne la réaction de secousse qui fait soulever le cœur, — soulage la poitrine du poids de la tête, en la reportant à son centre de gravité, et, avec le temps, fait disparaître cette courbure du dos, que peut-être un jour on n'excusera plus, même chez la vieillesse.

La *Toux-gutturale* est plus simple à exécuter quand il ne s'agit que de redresser la tête;

dans ce cas, il suffit de jeter la tête en arrière, en profitant de l'élan qui va déterminer la toux. Le gosier, en même temps se resserre et l'on prolonge la secousse tout le temps que la tête se renverse en arrière. On sera, par la même occasion, garanti des ravages de la toux, et aussi de sa désagréable résonnance.

'Il va sans dire que, dans une forte toux, si l'on voulait pousser toute l'haleine par le nez il y aurait suffocation.

Quinte-factice.

On conçoit que la quinte factice est une imitation de la quinte naturelle pour obtenir la même force et l'utiliser au besoin.

Les poumons se remplissent en abondance. La contraction du gosier retient l'haleine.—Elle s'échappe par petits coups de toux naturelle ou factice. — La tête, comme pour pointer, tourne et s'élève à chaque secousse. — Les muscles sont tendus, leur ébranlement est réduit. C'est un élan qui met en jeu la force vitale. — Elle est poussée, par la volonté, vers le point de la tête qui manque de vie. — Quand on agit ainsi, étant couché, s'il se produit de la douleur à la tête, on la calme en faisant rouler la tête d'un côté à l'autre par balancement.

On sentira que, pour éviter la suffocation en faisant la *Quinte-factice*, il faut, pour diriger l'haleine en haut, la pousser, nous dirons avec une extrême finesse, et pour ainsi dire, fondre les secousses de la toux par de petits jetés de tête en arrière, lorsqu'elle ne se trouve pas sur l'oreiller.

Nous dirons, d'autre part, que dernièrement, dans l'essai de la *Quinte-factice*, nous croyons avoir activé la puissance de ce moyen régénérateur par l'addition du tremblement du corps, dont nous avons cité les bienfaits à la *Respiration-vacillante*.

Les personnes chez lesquelles le sang se porte facilement à la tête devront à chaque coup de *Quinte*, faire redescendre le sang par une longue aspiration *ondoyée*.

Aux grands maux les grands remèdes. Devant avoir recours à la *Quinte-factice*, quand les autres moyens n'ont pas suffi, il nous a fallu pour parer à la dépression que le travail ou les années imprimait sur notre pauvre face, il nous a fallu, disons-nous, ajouter la *Quinte-factice* et la *Respiration-vacillante*, au régime des autres principes de médecine mécanique que nous enseignons, pour l'amélioration du visage.

Gravitation-respiratoire.

Les hommes sérieux ne se lasseront pas de la multiplicité des exercices, en pensant qu'il est nécessaire, pour bien entretenir la vie, de remuer le corps et surtout les poumons, sur tous les sens.

La *Gravitation-respiratoire* est peut-être de tous les exercices celui qui conduit le plus directement au but ci-dessus. — On l'exécute de préférence le matin en s'éveillant, lorsque le corps est dans sa plus grande souplesse, et, à part les autres avantages de cette exécution, elle pourra servir de moyen pour augmenter cette espèce de courage qu'il faut avoir pour quitter le lit quand il nous a magnétisé, pour ainsi dire, par le charme du repos.

On établit la *Gravitation-respiratoire* étant tourné sur le dos, les pieds quelque peu remontés, les genoux élevés : — les coudes s'écartent. — Les mains se placent sous les reins. — La tête est à distance du dossier du lit, afin de pouvoir y graviter dans le cours de l'exercice. — Voilà pour la position, voici pour l'exécution : — la main, d'un côté, pousse sur le lit. —Une suite de coups d'aspiration rend ce mouvement cadencé. — Le corps avec la tête montent, pour ainsi dire, cran par cran. — La tête, pour adoucir son mouvement, roule et gravite obliquement avec le corps, à l'opposé de la hanche. — Puis, comme pour reprendre élan, une espèce d'arrêt a lieu, afin que l'haleine s'écoule naturellement jusqu'à ce que l'on recommence ou que l'autre côté en fasse autant, et jusqu'à ce que la tête soit arrivée au dossier du lit ou que les jambes se trouvent étendues.

Maintenant pour faire redescendre le corps à sa première position, il suffit d'aider la volonté en poussant les hanches en dehors à tour de rôle, pour établir un va et vient qui entraîne le corps en descendant, en ayant soin de prolonger la reprise d'haleine par coups d'aspirations, accordées avec chaque saccade, qui remue les poumons.

On sentira, dans le cours de cet exercice, que les poumons, en se trouvant étendus en montant, en descendant, de plus, élargis par le balancement, la torsion, et soutenus par l'abondance de l'air, on sentira, disons-nous, que la *Gravitation-respiratoire* est un exercice de soulagement des plus propices à la respiration.

Roulis-élastique.

Sans nous inquiéter de ce que le *Charivari* a mis le public en gaîté sur les *Roulis* donnés dans notre *Physiologie pour bien se nourrir*, etc., nous n'hésiterons pas à exposer ici le *Roulis-élastique*. Nous admirons, au contraire, le bon esprit de notre nation pour l'hygiène du corps et de l'esprit, quand elle fait marcher de front l'utile et l'agréable.

Seulement, nous sommes étonné que ces sortes d'exercices, qui remuent le corps sur tous les sens, ne soient pas venus plutôt à la pensée.

Cependant les animaux, moins arriérés que nous sur ce point, chaque jour nous donnent l'exemple de l'hygiène par le mouvement, et pour ne parler que du cheval, qui est souvent présent à nos yeux, s'il s'arrête en liberté, étant harrassé de fatigue, on le voit se rouler sur le dos, et après quelques minutes de cette hygiène instinctive, se relever avec une nouvelle vigueur et reprendre son travail comme s'il n'avait éprouvé aucune fatigue ; effet qui n'a pas lieu chez celui qui est privé de cet instinct de mouvement.

Le *Roulis-élastique* donc s'établit de cette manière : — le corps est à la renverse, — les genoux élevés perpendiculairement ; — le bas des jambes à l'abandon est croisé près des pieds. — De leur côté, les mains se placent sous le bas de la tête, les doigts croisés et ressortis au dedans. — Dans cette position, on est prêt pour le jeu du *Roulis-élastique*. — Les ressorts musculaires vont agir, — les effets les plus doux vont se faire sentir.

En conservant cette position des genoux élevés et des jambes tombant à l'abandon, — on jette les pieds d'un côté à l'autre. — Cette espèce d'oscillation des jambes, en ébranlant le corps avec douceur, fait ressentir les effets salutaires des mouvements par jeu de ressort, soutenus par un balancement de la tête;—les mains, à l'aide des coudes, soulèvent légèrement la tête ; — elle roule d'un côté quand les pieds vont de l'autre ; — ce va et vient, par jeu de ressort horizontal, s'active ou se ralentit, suivant le besoin que l'on éprouve, de ranimer et de répartir la force vitale.

On augmente les bienfaits du *Roulis-élastique* et l'on travaille au profit des poumons, en divisant l'aspiration, en la prolongeant le plus possible par chaque petit coup d'aspiration faisant suite à chaque coup de ressort. — L'expiration se fait naturellement quand le jeu de ressort se ralentit.

Ajoutons que les sensations agréables de ce jeu de ressort musculaire et articulaire en augmentant la respiration, sont un puissant moyen pour le développement de la poitrine. La chose est positive ; car, toujours, nous sommes obligé de déboutonner nos vêtements par la pression qu'ils nous causent, après quelques minutes d'exécution du *Roulis-élastique*.

S'il est utile de ménager la tête, on la soulève un peu plus, afin que les mains glissent dessous à chaque balancement des coudes.

Dans ce dernier cas, un frottement ayant lieu sur cette partie de la tête chargée de calorique, il s'ensuit une augmentation de chaleur qui, au besoin, rechauffera les mains mieux que par tout autre moyen.

Les phrénologistes sont à même de nous expliquer quel autre effet peut déterminer le frottement sur ce point, au moment où la colonne dorsale et le corps sont en mouvement soutenu par la force de l'aspiration.

Pour nous, ce frottement sur le haut de la nuque, explique comment on peut détourner l'action lorsqu'elle se porte, avec trop de force, au devant de la tête ; et le *Roulis*, dans son entier, nous donne à connaître comment on rétablit l'harmonie troublée par les fatigues de corps ou d'esprit — et que ce *Roulis* est, de plus, le meilleur stimulant, pour le moment de se mettre en marche.

Une petite variété peut s'établir dans le *Roulis élastique* : — Au lieu de mettre les mains sous la tête, on les fourre sous les jarrets ; c'est encore un moyen pour se réchauffer les mains dans le cas où l'on craindrait d'en froisser l'épiderme par le frottement indiqué.

Manivelle-hygiénique.

Puisque nous faisons de la médecine mécanique, on voudra bien nous accorder la qualification de *Manivelle*, pour un exercice des plus hygiéniques, dont nous ne pouvons mieux frapper la mémoire que par cette expression.

La *Manivelle-hygiénique*, a quelque rapport avec les cinq *Roulis* de notre *physiologie* ; mais par les effets plus satisfaisants encore que chaque jour nous en ressentons, et par la pensée que tout le monde, aussi facilement que nous, pourra en profiter, nous ne pouvons résister au désir de faire connaître ce nouvel exercice.

La *Manivelle-hygiénique* s'établit étant couché sur le dos, tourné un peu de côté ; — le genou, qui tient le dessus, est légèrement remonté ; — le milieu de l'avant-bras, de ce même côté, appuie sur la hanche ; — il forme levier ; — quand la main descend, le coude et l'épaule montent ; — le dessus de la main, porte naturellement, entre la cuisse et l'aine ; — le pouce se lève ; — l'autre main l'entoure ; la *Manivelle* est établie. On n'a plus qu'à la faire tourner.

La *Manivelle* que forment les mains pousse la cuisse ; — la jambe s'étend, remonte.—La *Manivelle* en tournant, monte et pousse l'avant-bras qui pèse sur la hanche ; — le corps vacille ; — il roule en dehors avec l'épaule qui s'écarte ; — la *Manivelle* passe sur l'estomac, poursuit son tour et arrive à sa première position, pour continuer de même jusqu'à ce que le corps roule sur l'autre côté, pour en faire autant.

Tandis que la jambe descend, remonte par jeu de ressort, la tête et le corps roulent en dehors avec abandon. — La reprise d'haleine qui doit soutenir chaque coup de manivelle est le point le plus hygiénique de l'exercice.

Ces espèces d'exercices sont d'autant plus salutaires qu'ils sont pratiqués dans un lieu bien aéré, et même au milieu d'un courant d'air ; — autant le courant d'air est dangereux pour le corps en repos, autant il lui est propice, lorsqu'on lui oppose la force d'aspiration et de mouvement.

Quant au côté agréable, nous dirons que la *Manivelle* donne des sensations bienfaisantes dans toute l'étendue du corps, et notamment aux articulations après qu'elles ont été refoulées par le poids du corps ou après qu'elles sont restées longtemps pliées.

Boussole-hygiénique.

Ici, le nom de *Boussole*, est plutôt pour rappeler à la mémoire cet exercice, que pour en donner la désignation exacte. — Le rapport est que le corps oscille horizontalement comme l'aiguille de la boussole et qu'il peut tourner de même :

On est à plat sur le dos ; — les coudes écartés reposent sur leur appui et les mains de même sur la poitrine ; — d'un côté, le coude, pour agir, pousse sur son appui ; de l'autre côté la jambe s'étend ; — chaque côté, à tour de rôle, en fait autant. — Le va et vient du corps à l'abandon constitue l'oscillation, tandis que, de leur côté, les jambes établissent l'extension. — Ensuite, pour faire tourner le corps horizontalement, il suffit de le chasser toujours du même côté, en appuyant toujours du même coude, un peu obliquement. — Seulement le tour au complet ne peut se faire que sur le tapis ou sur le gazon, autrement il faudrait s'adresser à un de ces larges lits d'Allemagne, comme on nous citait, il y a quelques années, celui de Lola Montès, en Bavière.

De même que dans l'exercice précédent, ici la reprise d'haleine doit s'accorder avec l'appui du bras, et en sorte que chaque temps de l'aspiration vienne s'ajouter à chaque petite impulsion qui fait tourner le corps.

La *Boussole-hygiénique* viendra aussi apporter d'hygiéniques et d'agréables sensations en étendant les articulations refoulées par le poids du corps ou par une position ratatinée que l'on tient quelquefois dans le lit.

Indépendamment des avantages ci-dessus, que le corps obtient en s'exerçant sur tous les sens, la position à la renverse est l'hygiène la plus puissante pour disposer à la bonne humeur.

C'est, en effet, ce qu'on doit attendre de tout exercice qui augmente et répartit également la chaleur, fortifie en même temps qu'il fait ressentir des effets agréables et réparateurs.

Horloge-respiratoire.

Ainsi que nous allons l'exposer, en persévérant dans l'exercice de l'*Horloge-respiratoire*, on parvient à étendre assez les poumons pour augmenter de trente secondes la durée ordinaire de la respiration. L'*Horloge-respiratoire* s'établit de la manière suivante :

On se tient debout, les bras pendants. — Les mains se rapprochent. — Les doigts se croisent et ressortent au dedans. — Dans cette position, les mains, par petites secousses, montent de seconde en seconde, pour ainsi dire, cran par cran. — Chaque mouvement de cette ascension est soutenu par chaque temps de l'aspiration.— Les mains montent de degré en degré, tant que les bras peuvent s'étendre. — Dans le cours de ce trajet, les mains ont fait un demi-tour. — Les doigts, qui étaient en regard du haut, se trouvent tournés vers le bas lorsqu'ils sont arrivés au-dessus de la tête. — Là, les mains restent comme suspendues tout le temps que peut durer l'aspiration, mais toujours en marquant les secondes, ne serait-ce que par la pensée, afin de mieux soutenir l'aspiration.—Puis, sans arrêter la mesure des secondes, les bras, avec lenteur, redescendent à leur première position; tandis que pour laisser de même écouler l'haleine, les lèvres se pressent par mouvement balancé, et ainsi de suite.

L'aspiration se prolonge d'autant plus, qu'elle fait suite à une sensation et que cette sensation ébranle le corps. — La sensation sera favorisée aux épaules, en faisant aller les bras d'un côté à l'autre, quand ils montent de seconde en seconde. — De plus, ce mouvement, en remuant la poitrine obliquement, la développera dans le sens où elle ne l'est pas ordinairement.

On peut aussi varier l'expiration : — lorsque les bras descendent de seconde en seconde, que l'haleine s'écoule de même qu'en soupirant, on la retient par les lèvres qui se touchent, et elle ne s'échappe que par petits jets de chaque côté des lèvres à tour de rôle. De même qu'il peut avoir lieu pour la *Respiration-pleine-bouche*, ici, c'est un flot d'haleine dont le va et vient donne de petites sensations qui adoucissent l'expiration après que la sensation aux épaules a fortifié l'aspiration.

L'*Horloge-respiratoire* peut amener une constitution ordinaire à soutenir une minute d'aspiration contre trente secondes d'expiration.

Une fois cet exercice bien régularisé, on pourrait, à défaut d'autre régulateur, à l'approche d'un déjeuner d'œufs à la coque, en régler la cuisson. — Aussitôt les œufs plongés dans l'eau bouillante, il suffirait de faire deux aspirations contre une expiration, pour indiquer le moment de les retirer, ce qui donnerait deux minutes et demie ; en comptant, bien entendu, sur la chaleur latente des œufs qui complètera trois mi-

nutes de cuisson jusqu'au moment de les toquer.

Il est vrai que le battement du poul peut conduire au même résultat que cent-cinquante pulsations marqueraient le temps que les œufs doivent rester dans l'eau bouillante ; mais rien de plus ; tandis que par notre exercice *horloge*, on travaille, en même temps, à l'extension des poumons et l'on prépare l'estomac à mieux recevoir les aliments.

Nous donnerons, à l'article destiné spécialement aux chanteurs, un projet de méthode pour la continuité de la voix, qui pourra aussi, jusqu'à un certain point, marquer la mesure du temps.

Les personnes de constitution forte qui ont besoin d'activer la circulation du sang, en même temps que d'augmenter la respiration, devront se tenir sur la pointe des pieds, pour exécuter l'*Horloge-respiratoire*.

Nous arrêterons ici le chapitre des exercices craignant de fatiguer le lecteur, et pour laisser à chacun la satisfaction d'en établir lui-même, afin de mieux les approprier à son besoin. Nous rappellerons seulement que la première condition, pour bien entretenir la santé, est de remuer le corps sur tous les sens — De varier, le plus possible, les exercices, et d'en diriger l'action, principalement sur les parties les moins agissantes.

Il serait à souhaiter que les hommes d'études profondes n'oubliassent pas que leur existence nous est chère; et que, pour leur conservation autant que pour l'exemple, ils prissent au sérieux ces exercices, plus physiologiques que gymnastiques, cette hygiène par le mouvement, dont ils peuvent le mieux apprécier la valeur.

CHAPITRE III.

Puissance de l'aspiration pour augmenter la vie.

Fixons-nous d'abord sur la signification des mots *aspirer* et *inspirer* que l'on emploie indistinctement pour désigner l'action qui fait attirer l'air dans les poumons.

Qu'on nous permette de continuer le terme d'*aspiration*, pour mieux rendre la pensée de notre sujet, qui est d'attirer l'air en soi avec l'idée de se faire du bien; comme il est dit en parlant du pape: — Le jour de Noël, il aspire le sang du Sauveur avec un chalumeau d'or.

Le mot *inspirer* semble indiquer plus spécialement l'action d'introduire l'air dans un corps autre que le sien. Ne dit-on pas habituellement: *inspirer*, insuffler de l'air, de la fumée, dans les poumons d'un noyé? Et par extension: — Les admirateurs du beau *inspirent* l'estétique à leur nation. Ou encore: *inspirer* de tendres sentiments...

Pour notre sujet, *aspirer*, est une expression

complète ; car ici, il ne s'agit plus seulement de cet instinct de conservation qui nous fait respirer pour vivre, mais bien ce désir de faire pénétrer l'air dans les poumons, de manière à respirer et à augmenter la vie; ainsi qu'avec les fleurs et les substances nourrissantes, nous en aspirons les odeurs, les vapeurs, dans l'idée de nous faire du bien.

Lorsqu'on va à la campagne pour améliorer sa santé, il faut en attribuer les bienfaits en majeure partie à la dilatation que le corps éprouve quand on se dit :—Je respire le bon air !.. L'air, alors, entre en abondance dans les poumons, la force vitale augmente, elle pousse jusqu'à la superficie du corps, et entraîne au-dehors les humeurs contraires à la santé.

Ajoutons que l'exercice qu'on ne fait pas ordinairement, joint aux impressions de voyage, sont autant de mouvements sensitifs, qui facilitent une respiration étendue. C'est, dans cette action vitale, et non ailleurs, qu'il faut chercher le rétablissement de la santé.

S'il n'en était pas ainsi, on ne verrait pas la plupart des malades, qui vont aux eaux minérales, y retourner chaque année par le besoin d'une nouvelle guérison.

D'ailleurs, n'a-t-on pas constaté, maintes fois, que la guérison ne provenait pas du bain même, puisque diverses maladies sont guéries à la

même eau, et qu'à diverses eaux on voit la guérison de la même maladie.

Pour nous, ce n'est pas un doute que, dans bien des cas, la santé se rétablit suivant la quantité d'air que l'on aspire ; et ce qui a été pour nous une véritable découverte, c'est que, en facilitant l'étendue de l'aspiration par nos exercices les plus sensitifs, nous avons éprouvé, dans nos maisons aérées par l'atmosphère de Paris, les mêmes effets que procurent les voyages à la campagne.

Il est vrai que les impressions d'exercices ont été soutenus par l'idée de nous faire du bien, mais nous n'en sommes pas moins d'accord avec nos grands observateurs, quand ils nous disent que : « dans l'état actuel de la société, on vit plus longtemps dans les grandes villes qu'à la campagne. »

Nous en déduirons que, dans les grandes villes, pouvant trouver l'alimentation selon son besoin, c'est un point essentiel pour entretenir la santé ; c'est la base de la conservation des natures délicates et actives, qui est la majeure partie de la population des grandes villes.

On vivra, certainement, plus longtemps encore, en aspirant une plus grande quantité de cet air qui manque d'oxigène. En recevant un plus grand volume d'air le corps retrouvera cette part d'oxigène nécessaire pour ranimer sans cesse la vie, autrement toutes ses fonctions languissent. Ajoutons que l'abondance de l'azote, cette majeure partie de l'air qui calme, nourrit, en quelque sorte, les organes de la vie, doit conserver l'existence selon la quantité aspirée surtout quand le corps prend trop d'activité.

A la campagne, au contraire, l'air comporte trop d'oxigène pour un corps qui reçoit une nourriture peu substantielle et mal appropriée à ses besoins, pour peu qu'il soit délicat; il s'en suit que le principe rongeur d'un air pur ne pouvant agir sur une forte nourriture ou une abondance d'humeur attaque les organes mal garantis, et amène, par ce fait, la fin prématurée de la vie.

Extension des poumons.

C'est un fait maintenant acquis, en donnant de l'extension aux poumons on augmente la vie.

Feu le savant docteur Révillé Paris, dans ces derniers temps, avait déjà émis l'opinion que, la déclive de la vie commençait avec le déclin des poumons.

En Angleterre, en Allemagne, les docteurs Hutchinson, Schenept, se sont occupés de cette question.

Un rapport fait à l'Académie de médecine de Paris par M. Poiseuille, vient de nous faire connaître les nombreuses expériences qui dénotent les progrès de la *spirométrie*.

A l'Académie des sciences, M. Bonnet, de Lyon, a mis à jour, dernièrement, sa nouvelle découverte de l'application du conteur à gaz à la mesure de la respiration.

Il en résulte que, de vingt à trente-cinq ans, suivant la taille de la personne, les poumons contiennent de trois à quatre litres d'air, et que, à partir de trente-cinq ans, ce contenu diminue de trente-trois millimètres pour chaque année.

Et ceci se conçoit; trente-cinq ans est l'âge où l'on devient posé; l'âge ou d'autres genres d'occupation portent à la gravité; l'âge, enfin, où la respiration n'est plus autant favorisée par les exercices du corps, et encore moins par ces agitations sentimentales qui font aspirer l'air à longs traits !...

Ajoutons que, pour se soumettre aux convenances de la société, on se trouve, après trente-cinq ans, obligé de mettre plus de réserve dans ses mouvements sous peine d'être taxé de fou. C'est ainsi qu'au mépris de l'hygiène, on se condamne à moins respirer et à outrager la nature, en lui donnant pour maître ce tyran sans raison que l'on nomme usage ou mode.

Néanmoins, on voit des personnes bien au-delà de trente-cinq ans, .améliorer leur santé par les exercices gymnastiques; mais la gymnastique proprement dite, ne portant guère qu'au développement des muscles, a peu d'influence sur les poumons. Il restait donc à établir des exercices spéciaux pour l'organe important de la respiration.

Nous-même, malgré le besoin que nous en avions éprouvé, nous avons pu frôler la cinquantaine sans penser qu'il était possible d'exercer un organe intérieur, comme on le fait des membres et du corps dans son entier. Ce n'est qu'après nous être dit : puisque, en remuant souvent le corps de certaine manière, on le fortifie, nous devons obtenir d'avantage d'un organe qui est continuellement en mouvement? Les poumons sont dans ce cas; il ne faut pour modifier leur mouvement que modifier la manière de respirer.

Après avoir senti que le corps commençait à s'affaisser, sans doute, nous disions-nous, par le défaut d'air pour le soutenir, nous nous sommes mis à l'œuvre. Le nageur nous a servi d'exemple : quand à l'aide d'une longue aspiration, il allége son corps pour mieux se soutenir sur l'eau.

C'est, en effet, ce qui nous est arrivé pour mieux nous soutenir sur terre ; à chaque reprise d'haleine, qui venait gonfler largement les poumons, le corps se soulevait avec plus de légè-

reté, et depuis que la pratique a rendu ce mouvement instinctif, le corps semble avoir perdu
de son poids.

A défaut du compteur à gaz mentionné plus
haut, pour mesurer l'étendue de la respiration,
nous avons pu nous donner la preuve d'une
augmentation, dans la capacité des poumons,
en poussant la voix plus longtemps que dans les
premiers temps de nos exercices respiratoires.

Dès ce moment un degré de force sur lequel
nous ne comptions plus, vint nous ranimer
et doubler notre satisfaction en pensant que,
puisqu'il ne faut que la volonté, chacun pourra,
comme nous, se donner un bien nouveau.

Conseils aux personnes gênées par l'embonpoint, la courte haleine ou la maigreur.

Il faut remplir les poumons autant que l'on
remplit l'estomac ; en d'autres termes : — on
doit aspirer beaucoup si l'on mange beaucoup.
— Autrement, on s'expose à ce qu'un de ces organes prenne trop de développement par rapport
à l'autre, refoule les adhérences qui les sépa-
rent, et les font presser sur l'organe le plus fai-
ble, et par ce fait en restreigne les fonctions.

A part le trop de volume que prend l'estomac
lorsqu'on est porté à la bonne chaire, toute l'ac-

5

tion étant à bien manger, c'est à peine si l'on pense à respirer.

Les poumons, d'une part, n'étant plus aidés dans leur jeu, et d'autre part, se trouvant pressés par l'abondance de chair et de graisse, est une double cause pour diminuer l'étendue de la respiration ; celle-ci ne fournit plus assez d'air pour soutenir le corps, et de là vient la fatigue dont se plaignent les personnes gênées par l'embonpoint et qui les fait renoncer à tout exercice agitant le corps, et même à celui de la marche si utile à la santé.

Ce serait temps perdu que de leur conseiller de beaucoup marcher pour activer la respiration. La nourriture leur plaît; c'est à la *Respiration-nourricière* qu'elles devront s'adresser.

La *Respiration-nourricière* est une espèce de jeu auquel on peut facilement prendre plaisir; — la grande chaleur des liquides, pris en petite quantité et avec une extrême rapidité, est le point essentiel de la *Nourricière* contre l'excès d'embonpoint; c'est aussi le moyen de retrouver la faculté de sentir qui est, en partie, anéantie par une abondance de graisse. Avec les sensations, revient le goût de toute espèce d'exercices qui activent la circulation du sang et augmentent la respiration.

On conçoit que les personnes maigres doivent faire le contraire ; chez celles-ci, ordinairement, l'activité du sang les pousse à l'exercice, et pour peu que le tempérament soit nerveux, impressionnable, la respiration active trop les fonctions et le corps n'a pas le temps de profiter de la nourriture.

Malgré cette disposition, nous nous garderons bien de conseiller aux personnes maigres, de donner moins d'étendue à la respiration; mais nous les engageons à pratiquer les principes de la *Respiration-isochrome*, qui ralentissent, prolongent le mouvement du sang et le règlent de manière à diminuer l'agitation.

Conseils aux femmes enceintes.

Toutes les femmes savent combien l'exercice et surtout la marche leur est salutaire en état de grossesse. La marche en donnant un mouvement général au corps, répartit le mieux le sang, cette espèce de chair coulante, qui joue un si grand rôle tout le temps de la gestation; mais jusqu'ici on n'avait pas songé à l'influence de la respiration sur cet état critique de la femme.

En effet, si l'on considère que la femme, depuis le commencement jusqu'à la fin de la gestation, est obligée de respirer pour elle et pour un être qui s'accroît de plus en plus, on concevra le besoin d'établir des exercices propres à augmenter la respiration. Ce que nous avons conseillé aux personnes gênées par l'embonpoint,

viendra fort à propos, en augmentant la respiration, pousser la circulation du sang jusque
dans les derniers vaisseaux capillaires. Quand il
sera utile d'en régler les mouvements on aura
recours aussi à la *Respiration-isochrome*, afin
d'éviter les perturbations que peut causer dans
l'économie la force du sang.

Il est vrai que la nature, avec une admirable
prévoyance, soutient l'état de grossesse, par un
surcroit de force répartie convenablement; et
s'il n'en est pas toujours ainsi, c'est que la nature se trouve entravée par un mauvais régime,
ou par quelque vice héréditaire dans la constitution individuelle.

En cela, les sauvages sont moins sauvages
que nous; ne dérogeant pas à leur instinct, ils
conservent à leur progéniture cette force primi-
tive que notre esprit a su faire dégénérer.

Dans la société actuelle, on plaisante de tout,
même de cet état de la femme, le plus sérieux
dela vie. — Dans le vulgaire, n'entend-on pas
souvent dire, à peu près en ces termes : « Cette
femme est enceinte d'un gaz, elle accouchera
d'une vapeur. »

Eh bien, nous allons justifier le rapport de
cette raillerie avec l'accouchement : — lorsque
le gaz intestinal, dans son cours, rencontre un
obstacle à son issue, il arrive souvent qu'on fait
de vains efforts pour se débarrasser de cette

gêne. — Ici on est forcé de reconnaître la puissance de l'aspiration pour expulser ce qui doit sortir du corps ; ce qui a été mis à jour dans notre *Physiologie*, à l'occasion du moyen de rendre le haricot bienfaisant. — Une longue aspiration, agitée de telle ou telle manière, produit dans le corps l'effet du piston : quand l'air supérieur entre, l'air inférieur s'échappe. — C'est une espèce de jeu qu'il ne faut pas dédaigner à l'occasion ; en même temps qu'il établit une circulation utile à la santé, il donne lieu à l'exercice de la respiration.

Si du premier coup on n'est pas arrivé à son but, on a recours à une seconde ou une troisième reprise d'haleine, et s'il le faut, on y accorde un mouvement saccadé du milieu du corps.

Oh ! alors, il s'établit un mouvement mécanique, et la circulation désirée a lieu comme à notre insu.

Pour en revenir à l'accouchement, auquel va être appliquée la force expulsive de l'aspiration, voici notre exposé, en gardant toutefois le silence sur l'application ci-dessus : Nous avons parlé de ce moyen nouveau à plusieurs dames enceintes, et en les priant, au nom de l'humanité, de se graver dans la mémoire, pour le moment critique, qu'on doit : — ne pas retenir la douleur, qu'il faut, au contraire, la prolonger par une longue aspiration. — Plus elle sera prolongée ainsi, plus elle s'adoucira et plus aussi le travail naturel s'activera. On ne devra pas oublier que la force de la volonté est un puissant auxiliaire : — l'idée doit entrer, pour ainsi dire, dans la douleur, la suivre ; c'est un moyen de plus pour apaiser la douleur et pour aider la nature.

Les mouvements du corps, faits autant que possible en suivant force expulsive, viendront, en outre, apporter du soulagement.

Ajoutons qu'une réserve d'air dans les poumons est nécessaire pour les soutenir et pour pouvoir se remplir au plus tôt afin de mieux parer à une douleur subite.

Ces indications suivies, le résultat a été que les douleurs n'ont pas fait pousser de cris ; ce qui est encore un point essentiel dans ce cas, puisque le cri est une perte de force par la perte d'haleine qu'il occasionne. Il est dangereux de perdre l'haleine subitement quand elle devient le plus nécessaire pour soutenir les poumons. — Le résultat, disons-nous, a été que les douleurs ont été suportables, que la puissance du mouvement des hanches, d'accord avec ceux de la nature, a été d'un grand secours, que la force s'est soutenue par la quantité d'air retenue dans les poumons, et enfin que la force de la volonté, en donnant le courage, a contribué à un heureux et prompt dénoûment.

Douleurs de reins, coliques venteuses dissipées instantanément.

Les douleurs de reins et les coliques ayant du rapport avec le sujet que nous venons de traiter, nous dirons seulement comment nous est venue l'idée de faire ici l'application du moyen donné.

Au moment de nous lever de table, une douleur de reins vint nous surprendre, et, bon gré mal gré, il fallût rester sur place tant ce changement de position nous causait de souffrance.

— Comptant sur notre *médecine mécanique*, nous essayâmes une aspiration très étendue; mais, quoique nous soulageant de beaucoup, elle n'a pas suffit à rendre la douleur supportable; quand tout à coup, comme par inspiration, la pensée nous est venue que certains gaz ou humeurs pouvaient être gênés dans leur circulation, à l'endroit où le corps pèse sur son milieu, et qu'en soulevant le tronc, la circulation devait reprendre son cours et faire cesser la douleur.

En effet, au moyen des mains appuyées sur les hanches, le tronc a été soulevé en même temps qu'une longue aspiration a eu lieu, et la douleur a cessé aussitôt. — Elle s'est reproduite, il est vrai, mais après avoir réitéré le moyen trois ou quatre fois, la douleur a cessé sans retour.

Quant à la colique venteuse, comme elle se dissipe par la circulation des gaz, une longue aspiration saccadée suffit ordinairement pour conduire au but. Autrement, l'on complète le moyen, en y accordant un autre mouvement saccadé que produit le milieu du corps. Ces saccades s'établissent avec les hanches qui poussent par secousses de l'une à l'autre pour fortifier et prolonger les saccades de l'aspiration. — On peut même pousser plus loin le moyen : — Les mains se tiennent de manière à ce que les doigts se trouvent enfermés dans chaque main, et que les deux mains ne fussent plus qu'un seul poing fermé. — Ce n'est plus qu'une espèce de masse que l'on promène autour du ventre sur le gros intestin et dans le sens de sa circulation, c'est-à-dire, en partant du côté droit pour monter, passer au-dessous de l'estomac et descendre au côté gauche, toujours avec de plus en plus d'action.

La circulation des gaz, par ce jeu mécanique, a quelque chose de curieux ; car, indépendamment de ce qu'on les sent changer de place, on a la preuve qu'ils circulent, par un bruit intérieur qui se fait entendre à mesure qu'ils s'avancent. C'est assez dire que le résultat de ce moyen amène la fin de la colique ; mais on sera toujours plus certain d'arriver à son but, en agissant ainsi, dans la position à la renverse. Quelquefois même on active le résultat en se tournant de temps à autre sur le ventre.

Le cauchemar anéanti instinctivement.

Nous trouvant un jour dans une de ces dispositions absorbantes dont on ne peut se dégage soi-même, disposition causée par le mouvement ralenti du sang, (effet qui appesantit le corps et l'esprit par une agitation somnifère); étant alors couché sur le dos, nous n'avions pas même la force de penser que cette position contribuait au ralentissement de la circulation du sang.

A peine fûmes-nous appesanti par cette espèce de demi-sommeil, que nous tombâmes sous le coup d'un cauchemar affreux : le corps était tombé dans un puits, la tête la première ; de plus, à l'étroit, pressé de toute part, et faisant de vains efforts sans pouvoir ni remuer ni crier, quand, tout à coup, instinctivement et comme par l'effet d'un songe, une longue aspiration vint ranimer la circulation du sang et nous soulager de ce poids, qu'aucune force humaine n'aurait pu soutenir plus longtemps.

Alors il s'échappa de nous-même cette exclamation : — Ah ! quel bonheur... suivi d'un remercîment à la Providence, de nous avoir inspiré sur la respiration, au point de la modifier selon le besoin, et de rendre ce bienfait instinctif jusque dans le cours du sommeil.

Mal de dents, fluxion. Prompte guérison.

En traitant le mal de dents à sa naissance, on peut le faire passer instantanément au moyen de la *Respiration-progressive*, c'est-à-dire qu'en tenant la bouche fermée on pousse l'haleine par jets sur le point douloureux, avec une force proportionnée à celle de la douleur.

La plupart des maux de dents proviennent de la fermentation d'humeurs qui gênent la circulation du sang, l'attirent, le font presser sur les nerfs dentaires, et déterminent la douleur proportionnellement à cette pression ; l'haleine poussée avec force, pénètre la gencive, en chasse le sang, et presque toujours, la douleur cesse à l'instant.

Ceci est arrivé maintes fois sous nos yeux, et entre autres à une dame de nos élèves ; au milieu de sa leçon, elle fut prise d'une douleur de dents qu'elle put faire passer instantanément, et continuer sa leçon comme si de rien n'était.

Cette dame nous avoua franchement qu'il lui

fallait au moins cette occasion pour avoir foi à un tel degré de puissance de la respiration.

Nous-même, nous avons été dans le doute, jusqu'à preuve sentie : — Depuis nombre d'années, nous endurions la souffrance que nous causait une mauvaise dent, aimant mieux manger toujours de l'autre côté que de la faire arracher, par le souvenir de ce que nous avions enduré à une dernière extraction.

Voulant expérimenter notre moyen, en mangeant du côté malade, bien entendu, la douleur est revenue : mais le jet d'haleine l'a fait passer à l'instant, non pas sans résistance, comme il arrive de tout mal ancien ; il revint aussitôt ; mais aussi, la douleur devint de moins en moins intense à chaque fois que nous réitérâmes notre moyen, si bien qu'avec un peu de persévérance elle cessa complètement, et depuis ce moment, cette dent, toute attaquée qu'elle est, fait son service, à peu près comme les autres dents.

Cependant, il ne faut pas espérer de se guérir aussi vite du mal de dents, quand les nerfs se trouvent affectés ; néanmoins, on y arrive, en ajoutant, au jet d'haleine, un mouvement favorable aux nerfs.

Nous voulons parler de ce mouvement de la main tremblottante, rebondissante et glissante sur la joue, pour communiquer au mal un frétillement salutaire. — Ce mouvement, enfin, que nous avons appelé *Frétillette*, lorsque nous en avons fait l'application à l'embellissement de la peau.

La *Frétillette*, donc, fera découler, du dehors au dedans, une sensation qui viendra adoucir l'irritation nerveuse, tandis que le sang sera éloigné des gencives en y poussant l'haleine par coups de toux prolongés.

Ce double moyen fera passer la fluxion sans être obligé de l'envelopper par la crainte qu'elle ne rentre à l'air ; on pourra même sans danger l'exposer à l'air agité, et arriver à ce que le vent en soufflant dessus en active la guérison. Dans ce cas, l'haleine est poussée sur le mal et retenue par les lèvres avec une force proportionnée à celle de l'air. La main, de temps à autre, frétille la joue. autant pour faire circuler le sang et entretenir la chaleur que pour adoucir l'irritation. Par ce fait, la sueur ne pouvant rentrer on est garanti du point le plus dangereux, celui qui fait rentrer le mal.

Etant poussée et retenue l'haleine joue sur le mal, en détache la mauvaise humeur et la fait couler avec la salive par l'expectoration.

Après ce moyen naturel, on ressent dans la bouche cette douce fraîcheur que laisse une eau bienfaisante à la suite d'un échauffement.

Inutile de dire pour les dents que le moyen de les guérir est aussi celui de les conserver intactes, en ne négligeant pas, toutefois, l'usage du cure-dents. Il sera bon aussi, lorsqu'on sentira de l'embarras aux gencives, de les essuyer avec du linge blanc ; — mais le plus essentiel, quand la fraîcheur des boissons vient saisir les dents, est d'y pousser aussitôt le jet d'haleine, afin de parer à cette transition dont la douleur annonce un premier point de destruction des dents.

Pour se purifier la bouche.

L'indication ci-dessus étant à peu près tout le moyen pour se purifier la bouche, il ne nous reste guère qu'à donner des citations et faire ressortir combien il importe, pour la santé, d'assainir la bouche aussitôt qu'on en sent le besoin.

Nous-même, soit par agitation, soit par fatigue, ayant souvent la bouche embarrassée, il nous fallait, pour parer à la mauvaise haleine, revenir fréquemment au moyen le plus en usage, moyen à la portée de tout le monde, c'est-à-dire de nous rincer la bouche avec de l'eau fraîche, et cependant nous aurions dû penser à l'insuffisance de ce moyen pour détruire entièrement le mal, attendu que la fraîcheur de l'eau en faisant resserrer les pores de la peau enferme une partie du principe qui bientôt reproduit la fermentation. C'est ce qu'on a pu apprécier si l'on a étudié le moyen de *se désaltérer sans boire*.

Mais depuis que le besoin de nous rafraîchir la bouche nous a rendu instinctives les diverses manières de respirer qui provoquent la salive, le retour du mal est devenu pour ainsi dire impossible.

Remarquons, pour ce cas, l'avantage de nos *différentes manières de respirer*, qui font refouler l'haleine dans la bouche, de façon à ce qu'elle frotte sur les granulations salivaires, sur les parois buccales, et en détache les molécules qui finissent par être entraînées avec la salive.

Tandis que la respiration ordinaire, en laissant circuler librement l'haleine de l'arrière-bouche aux lèvres, n'établit qu'un courant modéré qui impressionne à peine le milieu de la bouche et n'en effleure pas même les côtés.

Tel on voit les eaux d'un fleuve, en suivant leurs cours à travers d'un lac ne pas se mêler aux eaux dormantes, si l'on obstrue l'embouchure de ce fleuve, on le voit rouler dans toute l'étendue du lac, et jusque dans les dernières cavités, y vivifier jusqu'aux dernières eaux sujettes à se corrompre.

On appréciera combien il est important de tenir toujours la bouche saine, pour conserver intact le sens du goût ; ce sens qui, par la dégustation, peut faire connaître à l'homme les aliments qui lui sont les plus salutaires.

Ne soyons pas, sur ce point, inférieurs aux animaux, dont l'instinct les porte à sentir, par la pureté du goût, ce qui convient à leur conservation.

Se purifier la bouche a une autre importance, lorsqu'on prétend que la fétidité de la bouche provient d'une mauvaise poitrine, nous avons droit, nous, de dire que ce principe vient, à quelques exceptions près de la bouche, qui l'a communiquée à la poitrine. Résultat d'une ignorance blâmable ; car, enfin, combien ne voit-on pas de gens avaler la puanteur de leur bouche au lieu de la repousser au dehors par les différents principes de la *Nasa-buccale*.

Par exemple, la respiration *Pleine-bouche* ne doit pas être négligée quand on se trouve à même d'agir en liberté dans le cours de la marche ; dans cette condition, la *Respiration-pleine-bouche* pouvant être continuée fera éprouver une espèce de plaisir en rendant la fraîcheur aux paroles buccales ; et l'haleine donnera un autre soulagement en soulevant les joues rentrées après avoir sucé quelque substance sucrée ou après avoir fait usage du cigare. Dans ce cas, la *Respiration-pleine-bouche* se fait alternativement avec la *Progressive*. Ce moyen purifiera l'haleine plus salutairement que le cachou, dont le principe astringeant, en resserrant les pores des gencives, empêche le principe destructeur d'en sortir.

Ici la *Respiration-pleine-bouche* s'établit de cette manière : — L'haleine est prise et rendue par le nez, — des petits jets d'haleine à distance remplissent la bouche qui reste fermée ; — ils sont poussés, de temps à autre, du fond de la bouche sur le point des gencives où l'on en sent le besoin. — La bouche est toujours pleine, - l'excédant d'haleine fuit, pour ainsi dire, entre les lèvres ; — l'humidité qui se produit quand la bouche se dégage, est entraînée au dehors avec l'haleine par la continuité de cette manière de respirer.

Pour se garantir du rhume où le faire tourner au profit de la santé et de l'amélioration du visage.

Pour quiconque n'a pas un apperçu de l'*art de respirer*, le moyen de ne jamais être enrhumé, ne paraît pas probable ; et cependant, si l'on réfléchit à ce que la toux n'a lieu qu'après avoir laissé les matières s'amasser dans les poumons, on concevra que le rhume ne pourra plus se constituer avec le moyen de faire remonter ces matières à mesure qu'elles se forment ; car ce n'est qu'après être devenues âcres qu'elles produisent l'irritation.

D'après cet aperçu on a déjà pu voir qu'il faut, de temps à autre, s'assurer, au moyen de la *Respiration-purgative*, si les poumons ont besoin d'être dégagés, afin de faire remonter cette espèce d'écume que le sang y dépose à la moindre humeur qui vient le troubler.

La sueur rentrée étant la cause la plus fréquente du rhume, il faut avant tout y parer en faisant le *Rhume-factice* qui reporte la chaleur à la peau à mesure qu'elle se concentre.

Ainsi, l'on voit qu'avec la volonté, il ne faut, pour ainsi dire, qu'y penser pour ne jamais être enrhumé ; il est même des personnes qui n'ont besoin pour cela que de s'abstenir de tousser à la première atteinte du rhume : mais il faut que le principe du sang et la disposition du corps veuillent bien le permettre.

Maintenant, pour retirer quelque avantage du rhume, en le faisant cesser, il faut d'abord arrêter la cause qui lui fait faire le plus de progrès : c'est-à-dire qu'il faut éviter de tousser brusquement, cette secousse. en formant contre-coup fait que les poumons, se vident tout à coup, que leurs parois se frappent, pour ainsi dire, et que ce choc y attire le sang. Pour peu que l'on continue de même et que la poitrine comporte de l'échauffement, l'inflammation ne tarde pas à se déclarer.

Or, la *Respiration-linguale* avec pression des

lèvres, ne laissant échapper l'haleine que par élasticité, épargnera aux poumons toute secousse.

Dans cette condition, le rhume peut déjà tourner au profit de la santé, car la toux bien conduite vient souvent à propos étendre les fluides du corps jusqu'à sa superficie.

Aussi voyons-nous bien des gens, après s'être soignés convenablement dans le cours de leur rhume, avoir plus de santé et d'embonpoint qu'auparavant.

Lorsque la gorge est menacée d'inflammation, il ne faut pas négliger les *diverses manières* de respirer, qui font varier la direction de la toux, afin qu'elle ne vienne pas augmenter l'inflammation en frappant toujours sur le point inflammé.

Les principes du *Rhume-factice* et de la *Nasale*, en faisant jouer l'élasticité de l'haleine dans un plus grand espace, en comprimant au cerveau le jeu des nerfs, épargneront la douleur, qui se fait ressentir jusqu'à l'estomac, quand on a laissé la toux prendre de l'empire.

On éprouvera toujours plus de soulagement en laissant aller le corps suivant l'impulsion de la toux, et encore mieux en se mettant à courir à l'approche de la toux. — La secousse de la toux augmente l'élan de la course, et l'élan de la course adoucit la secousse de la toux.

On rendra la fraîcheur à la gorge en aspirant par petites saccades prolongées, ce qui veut dire sangloter quand cette reprise d'haleine a lieu à la suite d'une émotion sentimentale.

Lorsque les fluides corporels se trouvent ébranlés par les secousses de la toux, il est facile d'en faire profiter le visage. A chaque se-cousse qui pousse ces fluides, on en dirige le courant par la force de la pensée, sur les points du visage qui ont le plus besoin d'être dévelop-pés, et si le visage réclame une plus grande quantité de fluides régénérateurs, on a recours à la *Quinte-factice*.

Ce moyen viendra s'ajouter au moyen, si im-portant, *pour fortifier la vue*, donné dans notre premier livre, et à celui pour la beauté, sous le titre de *Science nouvelle*.

Guérison du rhume de cerveau.

C'est encore ici où nous reconnaissons la puissance de la *Nasale;* car cet exercice, tout en amortissant l'éternuement, elle le moyen d'arrêter les progrès du rhume de cer-veau; en ce que la *Nasale*, en concentrant l'éternuement, en augmente la fréquence. L'é-branlement réitéré se faisant sentir dans le cerveau et dans les voies nasales, les mucosités se trouvent provoquées; donc, on en est quitte pour revenir plus souvent à la nasale et au mouchoir, mais on évite que le rhume de cerveau se constitue.

Ce moyen, n'étant que préventif, devra être complété, au besoin, par la *Respiration-nasa-buccale*, afin que l'air du dehors vienne continuellement rafraîchir le cerveau et que le principe échauffant de l'haleine soit détourné en la laissant sortir par la bouche.

Autrement si l'on se trouve enchifrené au point de ne pouvoir reprendre haleine par le nez, on le dégage de cette manière : —Il semble que l'on va se moucher, les doigts se portent aux narines pour en fermer l'ouverture. — On y pousse l'haleine lentement, jusqu'à ce que sa chaleur humide établisse une dilatation qui permette de respirer plus librement. Puis on reprend alternativement la Nasa-buccale jusqu'à ce qu'on puisse y donner suite.

Si la difficulté persiste, on obtiendra un grand soulagement par la *Respiration-nasalée*, c'est-à-dire qu'en rendant l'haleine par la bouche, on achèvera l'expiration par le nez, en donnant un petit coup d'haleine comme on le fait pour dégager la voie nasale quand on est enchifrené. Puis, on aspire aussitôt. Cette allée et venue de l'haleine, comme par rebondissement, est le seul point qui différencie la *Nasalée* de la *Nasa-buccale*.

Dans ces seules manières de conduire la respiration est tout le moyen de se guérir du rhume de cerveau ou coryza, contre lequel tant de moyens médicaux ont échoué.

Il y a bien d'autres moyens très simples qui viennent à la pensée de tout le monde, comme celui de tenir les pieds chauds ; seulement nous rappellerons l'indication donnée dans notre brochure sur ce sujet, qui est, d'avoir soin, lorsqu'on se chausse doublement, de mettre des bas de coton sur la peau et ceux de laine par dessus, afin d'entretenir la chaleur plus puissamment et plus hygiéniquement, et se chausser assez à l'aise pour faciliter le frôttement aux pieds dans le cours de la marche, et aussi pour que le courant de la chaleur circule entre la peau et ce qui la recouvre.

La chaleur des mains n'est pas à négliger ; nous avons été à même d'en apprécier la puissance contre l'enchifrenement ; car, après avoir tenu les mains dans les poches jusqu'à ce que la transpiration s'y établisse, les voies nasales se sont, parfois, dégagées complètement.

Il arrive parfois aussi que, sans la moindre disposition au rhume en se couchant, on se réveille étonné de ne pouvoir respirer par le nez. Autant pour parer à cet inconvénient que pour activer la guérison du rhume de cerveau, nous allons donner un moyen extrêmement simple :

Pour se garantir des maux que peut causer le

froid à la tête, on met un bonnet de nuit; pourquoi n'en ferait-on pas autant pour le nez lorsqu'il court les mêmes dangers? Dans ce cas, le même bonnet pourrait abriter l'un et l'autre, en s'y prenant de la manière suivante :

On fait, à un des coins du foulard, ou mouchoir, — deux nœuds, distant l'un de l'autre d'environ cinq à six centimètres; — l'entre-nœud formant une espèce de godet, on n'a plus qu'à y fourrer le nez et jeter l'autre partie du foulard sur la tête pour constituer, ce que nous pourrions appeler : *Bonnet-tête-nez*, que chacun pourrait assujettir, en se coiffant à son gré; seulement, pour les nez retroussés, qui ne pourraient retenir ce petit appareil, il faudrait adapter un cordon au nœud du bas et en faire passer les bouts derrière les oreilles pour les attacher derrière la tête. — Quant aux têtes chaudes qui pourraient souffrir d'être enveloppées si largement, en s'appuyant sur l'oreiller, elles retiendraient facilement la partie flottante de cet appareil contre le rhume de cerveau.

N'omettons rien : — Quelquefois, à la suite du rhume de cerveau, il survient du mal au nez; souvent pour le guérir promptement il suffit le matin, à jeun, d'y pousser l'haleine au sortir de la bouche, au moyen de la lèvre inférieure qui s'avance et remonte pour servir de conducteur.

L'ASTHME,

Sa guérison.

Quant à ce qui concerne le moyen de se préserver de l'asthme, tout ce que nous avons dit jusqu'ici pour assainir la bouche et la poitrine, nous dispense d'entrer dans d'autres détails. — D'ailleurs l'asthme provenant, presque toujours, de rhumes mal traités, l'article sur le rhume suffira pour se garantir de l'asthme.

L'asthme se détermine par quelque détérioration dans les poumons ; ils perdent de leur élasticité et le jeu de la respiration en souffre.

Une lésion cicatrisée à la trachée-artère, en diminuant son ouverture, est une autre cause de gêne dans la respiration ; c'est pourquoi l'asthmatique ne peut pas respirer la quantité d'air qui lui est nécessaire, et que l'haleine, à sa sortie, rencontrant un obstacle, la moindre toux lui cause des suffocations.

D'autre part, les poumons recevant moins d'air, le sang se trouve moins purifié et, par conséquent, plus chargé de matières qu'il faut rejeter fréquemment, et le frottement produit par ces matières, en glissant dans un passage étroit, vient augmenter la fréquence des suffocations.

Le premier principe, que l'asthmatique doit suivre, est celui du chanteur pour ne pas endommager le timbre de la voix, c'est-à-dire qu'il ne faut pas se serrer le cou, comme cela arrive souvent, avec la cravate, pour les hommes et quelquefois avec le collier pour les femmes, afin de ne pas presser le larynx qui fait prédominance à la surface du cou; car, sans parler de l'effet de cette pression sur la circulation du sang, il est toujours nuisible à la respiration de presser cette partie du cou, appelée vulgairement *Pomme-d'Adam*, seulement il est bon, pour les personnes délicates, de tenir le cou légèrement couvert afin d'y conserver une chaleur douce.

Ces précautions prises, on s'occupe des différentes manières de respirer, qui épurent le sang, épargnent les suffocations, en même temps qu'elles rendent l'élasticité et l'étendue aux poumons.

Or la *Respiration-purgative*, l'*Ondulée*, la *Nourricière* devront être pratiquées avec quelque persévérance, si l'asthmatique tient à retrouver, avec le plus de certitude, la conscience de sa santé.

Nous rappelons aussi la *Nasale* contre les suffocations et la *Rebondie* lorsque les poumons sont arrivés à pouvoir soutenir une certaine force d'extensions.

On a pu voir tous ces exercices à leurs diverses applications ; mais il nous reste à en établir un spécialement destiné à faciliter l'extension de l'ouverture du conduit de la respiration, on y arrive de la manière suivante :

On aspire le plus d'air possible ; — le nez est tenu dans toute sa longueur ; — le fond de la voie nasale se ferme ; — l'arrière bouche aussi se ferme ; — ces deux obstacles vont arrêter l'haleine qui va remonter ; — la poitrine est en plein laisser-aller ; — on tousse par élasticité sur le fond du gosier, et si la toux naturelle se produit, c'est une force dont on doit profiter pour mieux faire jouer l'élasticité qui doit, petit à petit, étendre l'ouverture du conduit de l'air.

Cet exercice, fait convenablement, amène à l'extension désirée, sans danger pour l'organe. D'ailleurs, un effet semblable peut nous servir de preuve ; du drap, par exemple, que l'on veut faire prêter, on l'expose au dessus d'une vapeur humide, si on le tire par petits mouvements d'élasticité, on finit par l'étendre sans le déchirer.

Et encore, avons-nous l'avantage sur le corps inerte qui s'affaiblit suivant que l'on augmente son étendue, au lieu que le corps vivant prend de la force en même temps qu'il s'étend lorsqu'il est exercé convenablement.

Nous avons aussi la preuve de ce fait par l'ha-

3*

bitude que l'on a de se servir préférablement du côté droit, et nous savons tous que généralement il prend plus de force et de développement que le côté gauche,

Toute partie du corps qu'on peut faire fonctionner suit cette loi naturelle ; il ne faut que trouver le moyen de l'exercer sans fatigue.

Une idée en amène une autre, celle-ci a été le point de départ de notre précieuse découverte de mouvements spéciaux appliqués à l'organe si délicat de la vue dont nous obtenons l'amélioration.

L'exercice de la marche est très salutaire en tant qu'on évite la fatigue et il activera la guérison de l'asthmatique d'autant plus qu'il fera concorder le mouvement de la marche avec la toux, de manière à en prolonger la secousse, et par ce moyen ajouter de l'adoucissement à la suffocation.

Nous voyons combien l'exercice est nécessaire à l'asthmatique, puisque le repos de la nuit le porte davantage aux suffocations, et que dans son lit, souvent il se trouve contraint de se tenir sur son séant. C'est ici où le malade doit recourir à la *Nasale* qui épargnera la suffocation étant couché, comme elle amortit l'étourdissement ayant même la tête pendante.

Il est vrai que l'on considère l'asthme comme ayant son utilité en ce qu'il débarrasse le corps du surcroît d'humeur, qui parfois l'incommode, et qu'il remplace ces petites purgations que certaines personnes sont obligées de prendre pour l'entretien de leur santé, et ce n'est pas sans raison ; car, l'on voit souvent l'asthmatique, qui sait bien entretenir ce courant purgatif, arriver à une vieillesse avancée. C'est ce qui a donné lieu au proverbe que : — *L'asthme est un brevet de longue vie.*

Nous avons vu des asthmatiques ne voulant rien faire pour se guérir, dans la pensée que la vie est une suite de souffrances, et que celle-ci supprimée, il pourrait en survenir de pires.

Nous ne partageons pas les mêmes sentiments ; nous croyons, au contraire, que la vie peut, à quelques exceptions près, devenir une suite de satisfaction, en détournant notre pensée du mal pour en reporter la force à la recherche du bien qui est en nous.

Aussi, en pensant au grand nombre de personnes qui endurent bénévolement leurs souffrances, nous nous considérons comme très heureux d'avoir pu établir une *médecine mécanique sensitive* pour avoir la conscience d'une infinité de sensations agréables en même temps qu'hygiéniques.

L'ordonnance des médecins, touchant l'asthmatique, vient à l'appui de nos principes, puisqu'elle leur prescrit de se donner des distractions par des exercices qui ne leur causent pas de fatigue.

Ainsi donc, les médecins pensent que l'asthme peut se guérir par l'exercice et que la fatigue est l'obstacle à la guérison.

La science médicale de nos jours est trop profonde pour s'occuper de détail sur l'exercice ; seulement elle nous en fait la recommandation de même que pour les gilets de flanelle dont elle nous laisse le soin de nous les approprier convenablement.

Or, si par les principes ci-dessus, joints à ceux que nous avons publiés sur la marche, nous avons trouvé le moyen d'augmenter l'exercice et de diminuer la fatigue, nous avons trouvé celui de se guérir de l'asthme.

***

LE POITRINAIRE,

Moyen de guérison le plus naturel.

Le poitrinaire est ordinairement porté à la tristesse ; c'est tellement vrai qu'il est presque passé en proverbe de dire : *Cet homme-là n'engendre pas la mélancolie; la poitrine n'est pas attaquée.*

Le poitrinaire et l'asthmatique sont à peu près attaqués de même, c'est toujours les poumons qui finissent par être détériorés, seulement la différence est que l'asthmatique a plus de force vitale, que cette force régénératrice arrête le mal en cicatrisant les parties ulcérées des poumons; tandis que le poitrinaire n'étant pas doué du même avantage, chez lui les poumons, une fois attaqués, leur détérioration ne s'arrête plus, à moins de trouver le moyen d'augmenter cette force vitale qui lui fait défaut.

La gaieté est un puissant moyen pour mettre en jeu la force vitale, et, par conséquent pour l'augmenter; mais la gaieté ne se commande pas. Nous ne suivrons pas certains maîtres, fort ennuyeux, qui disent à leurs gens soyez gais.

Nous conseillerons les exercices sensitifs, hygiéniques par lesquels on peut à volonté se donner des sensations agréables. Peut-être que dans ce système, que nous espérons perfectionner, est le moyen de guérison le plus certain pour le poitrinaire.

Entre toutes les maladies qui attaquent la poitrine, la phthisie pulmonaire est la plus perfide en ce que les poumons ne sont pas doués de cette sensibilité que possèdent la plupart des autres organes, n'ayant donc conscience de leur affection que par la débilité de la poitrine ou par une expectoration anormale, on ne peut arriver à la connaissance de la maladie que par la conséquence de ses effets.

Lorsque, en dehors de l'expectoration des matières qui, ordinairement la nuit, s'amassent dans les poumons, il s'en produit fréquemment dans le cours de la journée, c'est un appel à l'attention.

Que ce soit, ou non, l'effet de la maladie, il est toujours prudent d'agir comme si la phthisie était déclarée.

En conséquence on devra essentiellement user de tous les moyens qui portent à l'assainissement des poumons.

Or, en dehors des soins habituels, les exercices de respiration faits avec le plus de douceur possible, viendront soutenir l'efficacité des traitements en usage.

Par exemple : la *Purgative*, ne laissant pas le temps aux matières de dissoudre les poumons ; elle produit l'effet qui a lieu sur une plaie qui se guérit plus tôt lorsqu'on la panse assez fréquemment ; — la *Balancée*, la *Linguale*, en calmant, en purifiant les parties affectées arrêteront les progrès de la maladie, et en diminuant l'irritation du sang, le rendront moins sujet à se corrompre dans son contact avec un mal négligé.

La *Nasale* devra être employée pour parer aux impressions fâcheuses ou subites qui causent toujours quelque destruction dans le corps. — Puis, la *Respiration-nourricière* viendra reconforter les poumons en leur portant directement les molécules nourricières.

Et enfin, pour couronner ce traitement par la respiration, l'*Issochrome* réglera la circulation du sang pour les moments où il comporte plus d'agitation que le corps n'en peut supporter, et aussi pour retrouver cette même agitation lorsque la force du corps permettra de se disposer à la gaîté.

En étudiant sur divers points la cause de la phthisie pulmonaire, on appréciera la puissance des moyens ci-dessus pour la combattre.

Il n'est pas étonnant qu'on ne parvienne pas à guérir cette affection des poumons par les traitements en usage; attendu que les médicaments destinés à l'organe n'y arrivent qu'après avoir traversé le corps. Par ce fait, la plus grande partie de la force destinée aux poumons profite au corps, ce qui le porte davantage aux mouvements dont la moindre réaction est un danger pour un organe en décomposition.

C'est donc aux poumons qu'il faut s'adresser directement pour leur donner la force d'expulser les matières que le sang y dépose, et à gouverner les mouvements du corps de manière à ce qu'ils ne puissent réagir sur les poumons.

La majeure partie des médecins adoptent

l'huile de foie de morue dans le traitement de la phthisie pulmonaire ; mais par son goût désagréable, bien des personnes éprouvent de la répugnance à en faire usage ; on parera à cet inconvénient en faisant presser la langue au palais comme il a été dit à la *Respiration-languale*. La mauvaise impression vaincue, cette substance onctueuse et pénétrante sera excellente pour détacher les humeurs sans causer d'irritation, donner de la tonicité à l'organe et entretenir son élasticité. On profitera doublement de cette espèce de nourriture pénétrante si, à l'approche des repas on en fait aller la quintessence directement aux poumons, par le principe de la *Respiration-nourricière*. On obtiendrait probablement des effets plus salutaires encore de l'huile de foie de morue, si, pour respirer au-dessus, on la faisait tiédir au bain-marie. Autrefois, les médecins prescrivaient aux poitrinaires de coucher dans une étable à vaches, en pensant que les exhalaisons d'un corps qui fournit la nourriture la plus saine devaient être salutaires aux poumons affaiblis. Certes, ces exhalaisons jointes à celles des litières, ne valent pas les vapeurs pures des viandes fraîches aspirées comme il a été dit à la *Respiration-nourricière*.

Le poitrinaire aurait mieux profité, sans doute, de l'air concentré de l'étable, s'il s'en fût tenu là jusqu'à amélioration de santé, et qu'il ne se fût pas exposé pendant son état de faiblesse au grand air, en croyant se faire du bien.

Tout le monde connaît le danger de la transition subite du chaud au froid, et même du froid au chaud ; mais on ne fait pas attention au passage subit de l'air concentré au grand air et du grand air à l'air concentré, aussi bien qu'au mouvement rapide auquel succède subitement un repos complet, et au repos complet suivi de même d'un mouvement précipité ; cependant ce sont autant de causes de destruction pour les malades affaiblis et notamment pour les poitrines attaquées.

Le poitrinaire doit considérer l'air aussi bien que la nourriture comme un médicament, et l'assortir à son tempéramment, c'est-à-dire qu'il doit, par exemple, éviter l'air avoisinant les forêts; autant cet air chargé d'oxygène est salutaire aux personnes lymphatiques et qui ont de l'embonpoint, autant il est nuisible au corps amaigri auquel il donne trop d'action.

La chair presque à vif des poumons attaqués est rongée, pour ainsi dire, par le trop d'oxygène de l'air, s'il n'y a plus assez de force pour y parer.

Il faut au poitrinaire un air doux, onctueux, et s'il ne peut la nuit respirer celui de l'étable, il doit au moins le jour profiter le plus possible de celui de la cuisine, car il est à remarquer que là rarement la phthisie se déclare.

Le poitrinaire fait ordinairement usage de lait, et surtout de lait d'ânesse ; cette nourriture non résistante, comportant tous les éléments du corps, est, par sa douceur, la plus convenable pour nourrir le poitrinaire et calmer l'irritation qui ne peut qu'entretenir la maladie. — Généralement pour épargner cette irritation on supprime l'usage du vin, on a tort, car il chasse la tristesse, qui est pour le malade une cause de consomption. Le vin vient à propos aider la respiration quand la force vitale fait défaut au jeu de ressort des poumons.

Le vin pris avec modération, ainsi que nous allons l'indiquer, en donnant de la tonicité aux poumons sans les irriter, facilitera l'expectoration.

La manière de faire usage du vin pour le rendre salutaire aux poumons malades est de le prendre par très petites gorgées, comme il a été dit à la *Respiration-nourricière*, en sorte que le gosier ne soit qu'humecté pour ainsi dire, et que la vapeur vivifiante et conservatrice du vin pénètre le plus possible avec l'air dans l'organe de la respiration ; mais à condition qu'on ne dépasse pas cinq ou six petites gorgées par jour si la poitrine est bien affaiblie, et le double lorsqu'elle a conservé une certaine force. Autrement quelque bon que soit le vin, pris en quantité, il produit un excès de chaleur qui irrite la partie malade.

Depuis que la médecine homœopathique s'est propagée, nous pouvons mieux apprécier la conséquence de l'emploi en petites doses de substances plus fortes que le corps ne le comporte, puisque les homœopathes obtiennent chaque jour d'heureux résultats sur leurs malades au moyen de poisons actifs ; tandis que la même dose divisée en moins minime quantité, au lieu de rendre la santé, aurait indubitablement causé la mort.

Nous ne conseillerons pas au poitrinaire d'étendre la respiration dans le but d'augmenter la vie ; nous l'engagerons au contraire, jusqu'à parfaite guérison, à adoucir la respiration afin de ménager la vie tant qu'elle est sujette à être brisée. Il devra, pour son état de faiblesse, éviter le contact de la société qui donne trop d'action à la vie et qui est un obstacle au régime particulier que le poitrinaire doit suivre.

C'est dans la solitude qu'il pourra le mieux user de la *médecine mécanique-sensitive* par laquelle il obtiendra le plus salutairement les impressions agréables qui doivent faire partie de son traitement.

Il ne faut pas oublier que le matin, aussitôt

le réveil, est le moment le plus propice pour les exercices à pratiquer dans le lit, chaque articulation étant alors assouplie, vivifiée par le repos de la nuit, procure des sensations bienfaisantes; mais à condition que l'on suive les indications données au chapitre des exercices, en ayant soin toutefois, pour les poumons malades, de ne pas faire porter la force d'action à la respiration; il faut au contraire que la force de la pensée se porte sur les effets sensitifs éloignés des poumons, afin d'en détourner, en partie, le principe d'irritation.

Le soir, lorsqu'on se met au lit, tant qu'on reste dans une position fixe, étant éveillé, le corps doit remuer jusqu'à ce que l'on s'endorme, afin d'étendre les humeurs sujettes à former dépôt. Il est bon de faire de même aussitôt le réveil, autrement le courant de force que le sommeil a entretenu, s'il n'est pas continué par le mouvement, tombe tout à coup; c'est une transition qui annullent tous les bienfaits du sommeil.

Ordinairement on reste couché sur le côté et plus souvent sur le dos, ce qui porte les humeurs à la partie postérieure des poumons et les rend sujettes à y former dépôt. On conçoit que, pour faire redescendre les humeurs le corps doit s'exercer, le plus possible, sur le côté opposé.

Lorsque le corps change de position, qu'il se tourne sur le ventre, en roulant, en balançant, que les articulations se mettent en jeu, on ne tarde pas à éprouver des sensations avivées par ce changement de position et à ressentir que ces effets sont des plus salutaires à la poitrine. La position sur le ventre est plus gênante, il est vrai, mais on y reste moins de temps pour y revenir plus souvent, et pour mieux en ressentir les bienfaits, le corps conserve un plein abandon, et ne tourne que par le jeu des membres qui poussent sur leur appui.

La marche, comme exercice général du corps, ne doit pas être négligée ; mais dans les conditions indiquées dans notre ouvrage sur ce sujet, c'est-à-dire, d'après les principes qui en épargnent la fatigue.

Nous appelons l'attention du poitrinaire sur la marche en arrière, les genoux quelque peu fléchis, en l'engageant à profiter de tous les moments où il se trouve libre de ses actions, pour en faire usage dès que la marche ordinaire lui fera éprouver la moindre fatigue.

Le pas se fait en jetant le pied, en le faisant pointer, pour ainsi dire, en arrière ; le corps doit conserver assez de souplesse pour en être ébranlé ; cet ébranlement fait sentir tout le soulagement que donne la marche en arrière après la moindre fatigue de la marche habituelle.

4

Il serait à souhaiter, surtout pour le poitrinaire, qu'on adoptât chez nous le *fauteuil américain*, sur lequel les habitants du pays savent si
bien, en se balançant, diminuer l'irritation que
leur cause la chaleur du climat. Si l'usage ne
s'en est pas propagé en France, c'est, sans
doute, parce que nous éprouvons une espèce de
honte à nous servir d'un meuble qui, en quelque
sorte, a du rapport à un jouet d'enfant, c'est-à-
dire à ce cheval de bois monté sur un plan
courbe, afin de donner à l'enfant, étant dessus,
la facilité d'établir un balancement qui représente censément le cheval qui galoppe.

Eh ! mon Dieu, la meilleure hygiène n'est-elle
pas dans les mouvements que nous inspire la
la nature, dans ces mouvements que nous ne
permettons qu'aux enfants? Ce balancement sur
le fauteuil américain serait un moyen précieux
contre la chaleur de l'été, et servirait à régler
la *Respiration balancée* de manière à mieux adoucir l'irritation qui entretient la maladie.

Que de malades nous pourrions compter de
moins, si chacun savait bien conduire ses propres
mouvements, et surtout ceux de la respiration !

Pendant cinquante ans nous avons été délicat
de poitrine... Maintenant nous ne le sommes
plus ! Si quelque accident nous rendait poitrinaire, nous attendrions présentement, en toute
sécurité, notre guérison !

Bain d'haleine.

Les qualités cosmétiques de l'haleine ayant été expliquées dans notre ouvrage sur la beauté, nous dirons seulement que le *Bain-d'haleine* fera le complément de l'article pour l'amélioration du visage. L'application, ici, en sera plus sérieuse.

Quant à ce que la mauvaise haleine pourrait être un obstacle aux bienfaits de notre moyen, nous n'avons pas à nous en occuper, après ceux donnés pour l'assainissement de la bouche et de la poitrine ; d'ailleurs, la manière dont nous allons faire circuler l'haleine, au lieu de laisser rentrer le mauvais principe attirera, au contraire, celui du dedans au dehors.

Le *Bain-d'haleine* est très simple à établir : On choisit, selon sa disposition, un mouchoir quelconque, soit en mousseline, calicot, foulard, n'importe, pourvu qu'il soit assez grand pour couvrir la tête et que les mains, sans être à découvert, puissent se promener autour de la tête. — Tandis que la respiration fait reprendre l'haleine sous cette espèce de voile, les mains, en tremblottant, en frétillant, se promènent, sur toutes les parties de la tête où la vie a besoin d'être ranimée. — Cette espèce de bain de vapeur, en fesant éprouver de douces sensations au visage, y porte, avec la santé, une chaleur bienfaisante, qui bientôt se répand dans toute l'étendue de la tête. — Le *Rhume-factice*, la *Toux-nasale*, viendront alimenter le *Bain-d'haleine*.

Dans le *Bain-d'haleine*, on retrouve l'utilité du rhume ; — la toux fait répandre l'haleine en plus grande abondance ; — sa chaleur dillatante profite à la tête, gagne la poitrine, active la guérison du rhume, et le fait tourner au profit de la santé.

On sentira, en faisant le *Bain-d'haleine* qu'il est le plus doux, le plus puissant des moyens pour nourrir, vivifier les fluides intellectuels quand des travaux trop assidus auront portés la sécheresse au cerveau.

Il est à remarquer que la tête et surtout le visage quand ils se trouvent impressionnés avec force par la chaleur de l'haleine, communiquent rapidement cette chaleur bienfaisante au corps dans son entier, lui donne de la souplesse, en même temps que de la douceur à la peau.

De leur côté, les mains gagnent doublement en souplesse et en finesse de la peau, par leur travail frétillant au milieu du *Bain-d'haleine*.

Ce jeu de frétillement, de tremblement des mains, part du menton et remonte du visage au dessus de la tête. Puis les mains s'écartent, descendent aux oreilles pour revenir au menton et ainsi de suite. On continue de même tant que dure la provision d'haleine et jusqu'à ce que la respiration ou la toux remplisse les mains à nouveau pour redonner un nouvel essor à cet exercice, qui ranime le jeu expressif du visage en y répandant la santé.

Le *Bain-d'haleine*, fait au moment de s'endormir, attire le courant des fluides régénérateurs que le sommeil va pousser à la peau.

Le *Bain-d'haleine*, doit se faire de même aussitôt le réveil, afin de retenir ces mêmes fluides qui se retirent dès que le sommeil cesse.

Le *Bain-d'haleine* pratiqué régulièrement, soir et matin, contribuera mieux qu'aucun médicament à améliorer la santé et le visage.

La position dans le lit qui met le plus à l'aise pour exécuter le *Bain-d'haleine*, est de tenir les genoux élevés et les coudes appuyés dessus.

Il peut arriver qu'on se trouve dans une disposition telle que la moindre action cause de la fatigue et qu'il soit utile de ranimer le visage ; dans ce cas, une mousseline étendue, de temps à autre, sur le visage et sous laquelle porterait la *Respiration-nasale*, est encore un moyen de profiter des bienfaits du *Bain-d'haleine*, ce qui peut avoir aussi lieu dans le cours de divers exercices où les mains sont occupées d'autre part.

Cette dernière disposition, que pourrait recevoir la dénomination de petit *Bain-d'haleine*, est un moyen immanquable pour dégager les voies nasales et activer la guérison du rhume de cerveau en faisant, bien entendu, autant que possible, la *Respiration-nasale*; ce qui devient doublement nécessaire lorsqu'en outre du rhume l'haleine peut être affectée en sortant par la bouche.

Le petit *Bain-d'haleine* doublera la puissance de la *Respiration-pleine-bouche* pour calmer l'agitation et combattre l'insomnie. En se mettant à la renverse, les mains sous le tête, aussitôt rentré de courses, le petit *Bain-d'haleine* peut sauver d'une sueur rentrée; on conçoit que l'haleine partant de l'intérieur du corps, de 57 degrés de chaleur, en se portant au visage, doit l'impressionner d'avantage l'orsqu'il se trouve refroidi.

Dans quel temps que ce soit, on sera toujours étonné qu'il suffise de poser sur le visage, tourné horizontalement, une mousseline pour sentir une agitation tenace se calmer, et de pouvoir s'endormir immédiatement; aussi, pour ce dernier cas, serait-il plus à propos de donner au petit *Bain-d'haleine* la dénomination de petit *Bain-sommifère*.

Nous ne reviendrons pas aux détails sur le *Bain-d'haleine* au complet, la sensation dira mieux que nous lorsque la main doit glisser, appuyer ou ramper, en frétillant, pour aider la circulation du sang, où quand elle ne doit qu'effleurer à peine le visage afin d'adoucir et étendre cette même circulation pour répartir convenablement les couleurs du visage. On sentira, en outre, que la volonté a toute puissance pour diriger les effets du *Bain-d'haleine.*

C'est par le *Bain-d'haleine,* pratiqué audessus des vapeurs nourricières, qu'on obtindra, le plus promptement, la plénitude du visage.

En 1855, dans notre *Science nouvelle pour la beauté,* dans cette brochure qui a paru au tribunal, pour avoir existé une contre-façon, nous avons émis notre pensée que, avant dix ans, si nos dames voulaient y apporter quel qu'attention, la France serait enrichie de beautés. La chanche de cette réalisation sera augmentée de moitié par la découverte du *Bain-d'haleine.*

CHAPITRE IV.

Règles et sentences pour la respiration.

En faisant un travail pénible, en soulevant un fardeau on doit, dans l'intérêt de la santé et de la force du corps, aspirer au moment du plus grand effort. Ce principe est connu, seulement, on s'en tient à retenir l'haleine au lieu d'aspirer tout le temps de l'effort.

∴

On soutient les organes, on augmente la force, il est vrai, en reprenant haleine au moment de l'élan; mais cette double force, dans un temps très court, tombe trop vite, produit transition de mouvement et le corps éprouve de la fatigue.

∴

Le coup d'aspiration ne doit arriver qu'à la suite du coup d'élan; l'aspiration, en venant ainsi, prolonge l'élan, augmente la force et épargne la fatigue.

∴

Lorsque l'aspiration précède l'élan, il y a danger : l'élan en formant choc sur l'haleine qui s'écoule, l'a fait échapper complétement. Ce vide soudain cause une secousse qui peut donner de l'irritation à la poitrine, dans les lombes, et déterminer la rupture de quelque intestin.

∴

Cependant si l'haleine, reprise trop tôt, doit s'échapper au moment de soutenir les organes, on la retient en fermant les lèvres; étant retenue ainsi, l'haleine jouant par élasticité jusqu'aux poumons, leur épargne toute secousse.

∴

Si nous voyons tant de hernies, de lombagos, de fluxions de poitrine, nous pouvons en attribuer la principale cause à la mauvaise manière de respirer.

∴

En essayant un *Roulis* forcé, en faisant une culbute, on se défatiguera, on s'épargnera l'étourdissement en aspirant tout le temps que le corps est en essor.

∴

Les poumons se soutiennent en proportion de l'air qui y pénètre; par conséquent, plus on perd d'haleine plus on perd de force. Le vide est pernicieux aux poumons; donc, aussitôt vides aussitôt remplis, et, en santé, toujours tendre à leur donner plus d'air qu'ils n'en perdent.

.˙.

A la suite d'un cri, d'un chant ou d'une parole forcée, il faut, pour le bien des poumons, reprendre haleine, en sorte que la secousse et l'aspiration ne fasse qu'une même impulsion balancée, prolongée.

.˙.

Tousser, moucher, cracher, éternuer, sont autant de pertes de force, par perte d'haleine, qu'on remplace avec avantage par une longue aspiration.

.˙.

Si l'on s'abandonne à la toux, c'est une sorte d'irritation que l'on entretient en même temps qu'une perte de force ; donc il faut, le plus possible, se retenir de tousser.

.˙.

On empêche le rhume de se constituer en endurant avec patience le petit chatouillement qui détermine la toux.

.˙.

L'haleine, reprise avec douceur et retenue dans les poumons, dissout les matières, diminue le rhume ou autre irritation de la gorge, car ces espèces de maux sont comme la démangeaison qui s'augmente selon qu'on la tourmente.

.˙.

La respiration est le gouvernail de la santé pour quiconque sait bien s'approprier la puissance de l'air.

.˙.

Depuis l'homme robuste qui tire la voiture jusqu'au délicat que la moindre impression fatigue, tout le monde également pourra profiter de l'avantage *des différentes manières de respirer*.

.˙.

Celui qui tire la voiture, par exemple, gagnera de la force, autant qu'il s'épargnera de fatigue, s'il prolonge l'élan de traction en reprenant haleine aussitôt après.

.˙.

Le délicat plongera les mains dans l'eau froide sans danger de s'enrhumer, s'il fait à l'instant une longue aspiration, et si, préalablement, les mains se sont frottées. Avec cette double précaution, les femmes pourront braver certains moments où il est dangereux de mettre les mains dans l'eau froide.

.˙.

On donne de la force et de l'activité à la circulation du sang, en prolongeant, en saccadant l'aspiration, surtout avec l'accord des temps de la marche ou autres exercices.

.˙.

La respiration est la sauvegarde permanente des personnes nerveuses, délicates, impressionnables : à chaque impression physique ou morale, le coup d'aspiration prolongé préservera des attaques de nerfs, et si elles existent, ce sera le meilleur moyen de les faire passer.

∴

Pour contre-balancer les impressions qui ont force de choc, on aspire par coups saccadés, le premier avec force, les autres en décroissant par saccades balancées, prolongées.

∴

Quand l'aspiration arrive à point de *contre-choc*, on sent, bien distinctement, que cette force respiratoire arrête le jeu nerveux, qui agite la face, suivant l'émotion, l'impression, ou la sensation dont on est saisi.

∴

Les sillons prématurés qui rayent la peau et défleurissent le visage ne pourraient devancer la vieillesse avec l'habitude d'opposer une longue aspiration à chaque impression profonde.

∴

La démangeaison donnera l'occasion d'apprécier le bien à retirer de l'aspiration : si l'on se gratte, tant que dure la reprise d'haleine, l'action destructive s'affaiblit, et l'on ne sent pas tressaillir le visage.

∴

Après avoir laissé le pied à l'étroit, la douleur qui survient en se déchaussant s'amortit suivant qu'on y oppose les coups d'aspiration.

∴

Une plaie, dont on arrache l'emplâtre, fait éprouver moins de souffrance tout le temps qu'on soutient fortement la plénitude des poumons.

.·.

L'aspiration soutenue avec force en amortissant la douleur est un travail puissant pour augmenter la capacité des poumons.

.·.

Plus on variera les exercices, plus les sensations seront vives et salutaires, et mieux on étendra la respiration.

.·.

Pour faire de la respiration un régime fortifiant, on l'augmente petit à petit, progressivement afin de pouvoir mieux donner au sang l'activité que le corps peut supporter.

.·.

La santé pouvant être mise en danger par un courant d'air, il est toujours prudent d'y parer par une aspiration abondante.

.·.

Une porte ouverte à tout venant, ou tout autre cause qui expose au courant d'air, ne présentera plus de danger si l'on oppose les coups d'aspiration proportionnellement à la force des coups de vent.

.·.

La voiture étant peu favorable à la respiration, il faut que la position y supplée; si la place qui fait aller à reculons est une cause d'indisposition, la raison est que la poitrine souffre en faisant effort pour attirer l'air lorsqu'on va à l'opposé de son courant.

∴

En se tournant dans la direction de la voiture le jeu de respiration profitera aux poumons, suivant la rapidité avec laquelle la voiture fendra l'air.

∴

En marchant contre le vent, en faisant face aux croisées dans son coucher, en renouvelant l'air fréquemment, on remplacera, en quelque sorte, les exercices de respiration.

∴

L'air concentré, l'air de l'appartement, à moins qu'il ne soit par trop vicié. doit être aspiré en plus grande abondance. On retrouve, dans une plus grande quantité d'air, l'oxigène qui fait défaut dans ce cas, par l'aspiration ordinaire.

∴

L'air augmente la force vitale, suivant qu'il entre en abondance dans les poumons, et plus la force vitale augmente, plus elle pousse au dehors. ce qui est contraire à la nature du corps.

∴

En tendant, sans cesse, à expulser du corps ce qui peut lui nuire, la nature, ne cesse d'y attirer ce qui entretient la vie. Donc, moins l'air contient de principes vitaux, plus il faut en aspirer, afin de laisser à la nature le soin d'en extraire assez pour le soutient de la vie.

∴

Au milieu de poussières malfaisantes d'émanations délétères, il est prudent d'aspirer par le nez. Les parois de cette voie, présentant moins d'étendue, retiendront moins de molécules destructives et moins encore avec la précaution de se moucher fréquemment.

∴

Il est prudent de faire couler au dehors, avec l'haleine et la salive, les poussières retenues par la bouche : les *différentes manières de respirer* se rapportant à ce sujet, en faciliteront le moyen.

∴

En agitant l'air, on l'assainit. C'est toujours la partie la plus subtile (l'oxigène) qui se dégage le plus vite de l'air battu et qui pénètre le mieux dans les poumons.

∴

Nos dames ne se doutent guère de la portée hygiénique de l'éventail, ce coquet instrument qu'elles ont adopté comme ventilateur du visage, et peut être plus encore, pour faciliter les gestes gracieux qui contribuent tant à l'amabilité de la femme.

∴

De même que l'eau, l'air mis en mouvement, est moins sujet à se corrompre : sans doute,

parce que les invisibles animalcules, qui y four-
millent, fuient du point où ils sont tourmentés.

∴

Par le régime de respirations, *Nourricière* et
Prolongée, on établit une purgation naturelle,
lente ; les vapeurs humides, onctueuses, poussées
par une longue aspiration, pénétrent à travers
les tissus, dilatent les humeurs ; et en donnant
courant au gaz qui peuvent gêner le corps, nous
rappellent l'ancien dicton : — *Laisse libre cours
aux vents, si tu veux vivre longtemps.* — Mais la
grande puissance purgative de la médecine mécanique est dans l'accord de l'aspiration avec la
sensation.

∴

On facilite la respiration difficile par un ébranlement du corps ou des sens : on remue les hanches, les épaules, la poitrine sur divers sens, ou
bien, l'on produit quelque sensation en accord
avec la reprise d'haleine. — L'air pénétrera toujours mieux dans les poumons en fesant trem-
bler, frissonner, vibrer l'aspiration.

∴

On obtient, par la *Respiration prolongée*, la
chaleur la plus convenable à la santé. — L'oxigène
qu'on absorbe en aspirant, donne la chaleur au
sang suivant l'étendue de l'aspiration.

∴

Plus on fait passer d'air sur le feu plus il

brûle : il en est de même pour l'intérieur du corps. On a donc grand tort, quand on est saisi par le froid, de resserrer la poitrine et de moins respirer, dans la crainte de se refroidir?

∴

Il faut, aussitôt qu'on prend froid, étendre la poitrine, y faire entrer l'air en abondance, et l'on sent cette admirable compensation naturelle, que plus l'air est froid, plus il contient d'oxigène pour le développement de la chaleur.

∴

Autant l'air refroidit le corps qu'il frappe au dehors, autant il lui fournit de chaleur quand il pénètre au dedans : c'est par la force de l'air intérieur qu'on résiste à l'air extérieur.

∴

L'été, la prédominence d'Azote que comporte l'air, hors du voisinage des forêts, viendra calmer le sang et soutenir le corps, par conséquent diminuer la chaleur et relever les forces selon la quantité d'air qui entrera dans les poumons.

∴

N'oublions pas, au moment de paraître en société, qu'on peut, au besoin, ranimer le visage: il suffit, après une longue aspiration, d'y appliquer les mains en toussant, et de les promener en frétillant sur toute la face, pour étendre la chaleur avec l'haleine, afin de répartir convenablement les couleurs du visage.

Ce frétillement, désigné sous le nom de *Fré-tillette* lors de son application à la **Beauté**, est une espèce de frémissement imprimé aux mains. En passant ainsi sur le visage, les mains éveillent la sensibilité des nerfs par des sensations agréables qui, soutenues par la respiration, rendent gais et dispos.

AVIS AUX CHANTEURS.

Le chant ayant une heureuse influence sur la respiration, la santé et le caractère, doit, nécessairement, faire partie de notre hygiène.

L'idée de faire résonner la voix sur le larynx ou plus bas, ou plus haut, c'est-à-dire de constituer des voix de gosier, de poitrine et de tête, peut donner lieu à une hygiène de la voix vu que la variété de fatigue est un soulagement. Reste à savoir si le même chanteur, à force de s'y exercer, pourrait arriver à ces trois conditions, ce n'est plus à nous d'en juger.

Mais ce qui rentre dans notre ressort, c'est lorsqu'il survient un rhume, d'en arrêter les effets destructeurs, effets qui ne peuvent qu'inquiéter le chanteur, en ce que la voix en est presque toujours altérée, et qu'on a vu des chanteurs perdre leur avenir par la perte de la voix à la suite d'un rhume négligé.

Il semble que l'idée de faire résonner la voix sur divers points aurait dû amener à faire de même pour le rhume, n'ût-ce été que pour rendre moins désagréable la résonnance de la toux.

Ceci ne s'adresse pas seulement aux chanteurs, car tout le monde a pu se faire un jeu de changer de direction la résonnance de sa voix; et cependant, jusqu'ici, personne n'avait songé qu'il était dangereux, autant pour la santé que pour la voix, de laisser la toux frapper directement toujours sur le gosier; aussi ne faut-il pas s'étonner d'être atteint de laryngite ou autre enflammation de la gorge, sans y être amené par cause d'échauffement ou de refroidissement.

Donc, si la toux frappe toujours sur les cordes vocales, le larynx se détériore, le timbre de la voix s'altère, et la difficulté de moduler les sons vient s'ajouter au danger.

On arrêtera les progrès du rhume, on ménagera la voix en prolongeant le coup de la toux, en le changeant de direction par la force de la pensée; alternativement, à droite, à gauche, dans le haut et en arrière de la tête; de plus, on adoucira les secousses par des jetés prolongés de tête dans la même direction. La douce résonnance de la toux donnera la preuve que l'on a ménagé les cordes vocales.

Passons maintenant au chanteur en bonne santé :

Donner de l'extention à la voix est ce à quoi tendent tous les chanteurs; mais en s'exerçant à pousser la voix longuement, si elle prend de l'étendue, ce n'est pas précisément par l'effort qui la prolonge, mais bien parce que cet effort occasionne une longue reprise d'haleine.

Les indications données jusqu'ici pour l'extention des poumons, nous dispensent d'entrer dans d'autres détails sur ce sujet; nous dirons seulement que les personnes faibles de poitrine doivent faire de nos *différentes manières de respirer*, un régime ainsi que le font certains chanteurs pour la nourriture.

Le chanteur délicat devra éviter les exercices de poumons au grand air et n'aspirer longuement que dans un air peu chargé d'oxigène, et, autant que possible, dans les moments où la poitrine comporte une certaine élasticité.

Le matin, lorsqu'on s'éveille, est le moment le plus propice pour l'exercice de la voix; les poumons se trouvant nourris, assouplis par la digestion et par la sommeil, sont alors dans la meilleure conditions d'extention.

A la disposition ci-dessus nous ajouterons la *respiration-nourricière* qui pourra, en quelque sorte, suppléer à la nature pour fortifier et assouplir les poumons.

D'autre part, nous signalerons au chanteur la *respiration-ondulée* pour le cas où l'espace de deux notes ne permet pas de reprendre haleine sans nuire à l'harmonie. C'est par l'*aspiration-ondulée* qu'on arrivera avec le plus de subtilité à redonner un peu d'air aux poumons.

Si les notes sont tellement rapprochées qu'on ne puisse pas même donner lieu au coup divisé d'aspiration, on rendra la reprise d'haleine plus subtile encore en comptant : *une deux*, par la pensée seulement.

Ce fait donnera à apprécier combien la division augmente la puissance du mouvement et jusqu'à quel point la pensée peut suppléer à cette même puissance.

Ce n'est pas tout, il faut encore éviter la fatigue qui se produit quand l'action part du gosier selement, et devient un obstacle à la subtilité de la reprise d'haleine ; en conséquence, l'aspiration partira du fond de la poitrine ; celle-ci, en plein laisser-aller, s'étendra selon le coup d'aspiration pour attirer l'air en même temps qu'il y pénètre. Tel on voit un soufflet, que l'on écarte précipitamment, attirer l'air subitement.

Une autre observation vient se placer naturellement dans notre hygiène : quantité de chanteurs, pour donner un certain agrément à la voix, lui imprime un tremblement; mais il a été remarqué, que l'organe en éprouvait de la fatigue, et que c'était une cause de destruction de la voix ; et ceci se conçoit : puisqu'en faisant vaciller l'aspiration nous faisons pénétrer plus d'air dans la poitrine, et que, par ce fait, elle gagne de la force ; la poitrine doit s'épuiser en forçant une plus grande quantité d'haleine à sortir par le vacillement de la voix.

Une observation essentielle trouve encore ici sa place : dans les exercices hygiénique enseignés aux chanteurs, le mouvement qui fait tourner les bras comme des ailes de moulin, les fait revenir de même sur leurs tours, est excellent, sans doute, pour le développement de la poitrine ; mais on oublie l'essentiel, qui est de fournir à la poitrine de quoi soutenir son développement, en la remplissant d'air par coup d'aspiration à chaque impulsion qui fait élargir la poitrine.

Projet de méthode de voix-continue.

En faveur de notre intention portée à l'hygiène, les professeurs de chant nous pardonneront, sans doute, d'entrer sur un terrain qui n'est pas le nôtre. Notre excuse, en appelant ici l'attention du chanteur, est dans l'espoir de faire, en quelque sorte, d'une augmentation de voix, un exercice hygiénique pour la poitrine.

Maintes fois, nous nous sommes laissé dire :

la voix ne peut résonner en aspirant, les
cordes vocales ne produisent le son qu'étant
frappées par l'haleine, en allant du dedans au
dehors.

Cependant une idée fixe nous poursuivait :
puisque le ventriloque, nors disions nous, a la
faculté d'articuler les sons en aspirant, et que
le bégayeur les régularise en chantant, il sera
possible à certains sujets d'arriver, par l'aspiration, à reproduire assez distinctement la voix
pour en faire une continuité d'harmonie.

A cet effet, n'ayant pu réussir par la voix de
poitrine, de gosier, ou de tête, nous avons cher-
ché à établir notre moyen par une voix de palais.

Voici le fait : — On resserre le gosier le plus
haut possible, de manière à conduire la voix directement au palais ; ce qui permet de faire résonner facilement les notes les plus aigües, et
plus elles sont aigües, mieux on peut rendre le
même son en aspirant, surtout en faisant vaciller la voix ; si bien que, avec la musique com-
posée en sorte que la dernière note de l'expiration s'accorde avec la première de l'aspiration,
la difficulté ne consisterait plus qu'à trouver
des voix assez claires pour en faire l'exécution. Afin d'épargner la fatigue, inévitable dans
les premiers temps d'un exercice, il serait bon
de temps à autre que la voix se porte quelque

peu à droite, à gauche, seulement par la force de la pensée.

En soumettant cette question aux personnes compétentes, nous leur dirons que, des dames privilégiées d'une voix pure, nous ont fait le plaisir d'essayer ce principe de *Voix-continue* et qu'elles ont si bien réussi, que nous n'avons pu définir le moment ou la voix a été prolongée en reprenant haleine.

Il est tant de méthodes réalisées, après l'apparence d'insurmontables difficultés, qu'il ne faudrait pas s'étonner qu'on parvienne, à force de s'y exercer, à appliquer le principe de *Voix-continue*, aux tiroliennes, aux ritournelles, aux roulades, ou à tout autre motif, pour en faire une variété de chant, en même temps qu'une hygiène de la voix. D'ailleurs, n'en ferait-on qu'une nouvelle variété comique pour distraire le public, que ce ne serait pas peu de chose, dans un temps où l'on est à peu près blasé de tout.

On ne réussirait pas même dans cette dernière application que la voix rétrograde constituera toujours une hygiène pour le chanteur, ainsi que pour le malade.

Le chanteur qui s'exerce au piano, par exemple. devrait aspirer en même temps qu'il frappe sur son clavier, et aspirer non pas du gosier seulement, mais en pleinepoitrine ; il en ressentirait du soulagement et ce serait un moyen pour l'extension des poumons.

Et si l'on parvenait à rendre instinctif le cris par aspiration ne serait-ce pas un grand bien pour les poitrines faibles, pour le malade, qui parfois est obligé de s'époumoner pour appeler au secours ou pour se faire donner ce dont il a besoin. Qu'il se crée une distraction en imitant le ventriloque, ce sera pour lui une hygiène.

HYGIÈNE DES FUMEURS.

On nous a fait observer que l'article sur l'usage du tabac, donné dans nos 500 *moyens*, était incomplet, qu'il y manquait celui d'arrêter une salivation trop abondante chez certains fumeurs et que cette cause d'épuisement devenait surtout nuisible aux personnes de commerce obligées de parler beaucoup.

En conséquence, ayant été sollicité pour la recherche du moyen de moins cracher en fumant, nous nous sommes mis à l'œuvre.

Le résultat de nos recherches est une diminution de salive, et nous aurions trouvé le moyen de l'arrêter complétement que nous nous garderions bien de le publier.

L'expectoration est parfois nécessaire pour se débarrasser du surcroît d'humeur quand il se porte à la bouche ; dans ce cas il est bon de fumer, comme il l'est de priser pour dégager le cerveau en provoquant les mucosités.

Il est des fumeurs qui se font un jeu de faire sortir la fumée par le nez. — C'est déjà un moyen de diminuer la salivation que nous conseillerons aux personnes qui peuvent le supporter. Ce moyen présente deux avantages ; d'une part, il détourne une partie de l'action du tabac, par conséquent porte moins à la salive, et d'autre part, la fumée, en sortant par le nez, y produit une excitation qui oblige à se moucher fréquemment et fait que le cerveau se dégage sans nécessiter la prise de tabac.

Certains fumeurs trouvent tout naturel en fumant d'avaler la salive pour se dispenser de cracher ; il est vrai qu'en mangeant on avale naturellement la salive sans répugnance et souvent même sans songer à l'épurer avant de se mettre à table ; mais il n'en est pas de même pour l'action de fumer, car bien des personnes, avec raison, éprouvent de la répugnance à avaler une salive qui a été cuite, pour ainsi dire, par la fumée du tabac. Il restait donc à trouver un moyen à la portée de tout le monde et que ce moyen ne put nuire à la poitrine.

Ce qu'il y a de mieux à faire est : 1º D'épurer la bouche avant de fumer ; 2º à mesure que le tabac fait venir la salive, on l'a retient par un très petit mouvement de suscion, de déglutission ; 3° on détourne la pensée du devant de la bouche pour la fixer au fond du gosier. L'idée ne venant plus actionner les glandes salivaires, il se produira moins de salive, et le peu qu'il s'en formera, en rétrogradant aussitôt, ne laissera plus au tabac le temps de la corrompre ; ajoutons que ce moyen de rendre son principe, moins excitant, est une cause de plus pour diminuer la salivation et aussi pour épargner à la poitrine et à la gorge, l'échauffement que peut causer une salive irritante surtout quand elle rétrograde en abondance.

Ne fumez pas, c'est beaucoup plus simple, nous diront les personnes qui ne font pas usage de tabac. Ce n'est pas nous qui donnerons ce conseil, nous savons trop bien qu'une fois l'habitude prise, il est très difficile de s'en abstenir. D'ailleurs ce picotement agréable que donne le tabac au sens du goût ou de l'odorat est une sensation parfois nécessaire, pour contrebalancer les impressions désagréables qu'on ne saurait trop neutraliser pour le bien du corps et de l'esprit.

Seulement, comme il n'est peut-être pas un fumeur qui ne se laisse entraîner au-delà du besoin, il sera bon, aussitôt après avoir fumé, d'occuper autrement l'organe du goût, afin de combattre, le plus possible, l'impérieux désir de fumer. — La *Respiration-pleine-bouche*, viendra à propos, après avoir fumé, apporter le rafraîchissement nécessaire, et donner une nouvelle sensation qui détournera de revenir aussi souvent au tabac.

De tout, l'on se fait une habitude, nous en avons une preuve malheureuse par la suscion du tabac chez le fumeur délicat de poitrine; celui-là, pour contre-balancer l'effet corrosif de cette suscion devrait prendre l'habitude de garnir ses poches de sucre d'orge, de chocolat, de pâte de guimauve pour se raffraîchir, se reconforter ou s'adoucir la poitrine, et de temps à autre faire la *Respiration-pleine-bouche* pour soulever les joues déprimées par la suscion.

CONFIDENCE.

Ce que je vais dire semble tellement une illusion que j'en demande pardon à l'avance..... Cependant je puis en constater le fait... Non, ce n'est pas une illusion... Ce fait, le voici : — Un chapeau dont j'avais fait usage pendant quelque temps et que j'avais mis de côté depuis six mois, ce chapeau, dis-je, qui m'allait bien, se trouve maintenant trop étroit : ordinairement après un après un certain temps, c'était le contraire. — Celui-ci n'ayant pas subi d'autre influence que les premiers, assurément il n'a pu se rétrécir...

Serait-ce que le cuir chevelu et les cheveux se seraient épaissis par l'effet du *Bain-d'haleine* et des autres exercices qui profitent à la tête? Cela est plus que probable; mais l'illusion, peut-être, est, dans la pensée que, à force de pousser à la tête et la force vitale et les fluides régénérateurs, d'être arrivé à ce que le cerveau prenne du développement, et que sa boîte osseuse finisse par gagner quelque peu de ce même développement.

S'il y a illusion... qu'on ne cherche pas à m'en détourner... Il est trop beau de penser que l'homme pourrait arriver, par la puissance des mouvements respiratoires, à augmenter le cerveau..., et il est reconnu que sa grosseur est un indice de la puissance des idées!

A l'ouverture du crâne du docteur Gall, on a pu, en quelque sorte, mesurer l'étendue de son intelligence d'après le volume de la substance cervicale.

Eh! pourquoi, après être arrivé à donner plus de puissance à la respiration ainsi qu'à la vue, n'arriverions-nous pas à en faire autant pour les facultés intellectuelles?

L'espérance de cette réalisation semble être autorisée par la mémoire, qui paraît me faire moins défaut depuis la pratique de mes exercices physiologiques.

Ce qu'il y a de certain, c'est que le corps a repris généralement un degré de force ; que ma mauvaise vue n'a plus besoin de lunettes ; — la circulation du sang n'est plus gênée ; — les maux d'estomac, presque continuels, ont disparu, — et, enfin, le mal de tête ne me donne plus l'occasion d'en perfectionner le soulagement.

Quoi qu'il en soit, dussé-je garder le chapeau en question pendant dix ans, je veux le conserver comme souvenir d'un fait inattendu, et aussi pour être mieux convaincu, par le temps, des effets à obtenir de la *médecine mécanique, spontanée.*

CONCLUSION.

Le bien à retirer de la respiration est immense; mais, malheureusement, la question est nouvelle; et comme il en est de toute chose qui n'a pas frappé la mémoire, tout ce qu'on a pu en lire se trouve, à peu près, oublié quand on est arrivé à la fin de l'ouvrage.

Il serait donc utile, pour tout livre à étudier, que la finale fut un principe général qui frappe la mémoire du lecteur et le ramène facilement aux principes qui ont pu l'intéresser.

En conséquence, on devra, pour notre sujet, considérer le corps en deux parties dont la poitrine est le point de départ. — Il suffira de se rappeler que les exercices d'aspiration font descendre l'haleine, et que ceux d'expiration la font remonter; donc, que l'aspiration porte son influence à partir de la poitrine en allant au-dessous, et l'expiration, principalement, à partir de la poitrine à la tête; ce qui rappellera naturellement les exercices auxquels il faudra s'adresser.

A la dernière exposition universelle de Paris, nous avons présenté un perfectionnement de *sinets-indicateurs* qui serait, ici, d'un grand secours. Cette petite innovation a inspiré assez d'intérêt pour que la commission y consacrât un second examen.

En voici l'exposé : — Afin qu'à la première vue on puisse être reporté à la page qui intéresse, on établit une espèce de table mise à jour de cette manière : — On prend des sinets, ou simplement des liserets de papier; — on les choisit, autant que possible, de couleurs parlantes, c'est-à-dire, représentant en quelque sorte, les exercices qu'ils doivent rappeler; — chaque sinet, collé dans le haut de la page à laquelle il se rapporte, en ressort presque en entier, leur ensemble, distancé, de façon à ce que leurs différentes couleurs s'aperçoivent au premier coup d'œil. — Pour arriver avec plus de certitude à la page désirée, on ajoute, à chaque *sinet,* une inscription : ceux destinés pour l'Exposition étaient en soie à lettres d'or.

Ces *sinets* pourraient être repliés sur leur page lorsqu'on voudrait les rendre invisibles; et pour ne pas surcharger la mémoire, ne laisser ressortir que l'*indicateur* de la page à étudier. — De plus, pour l'étude subséquente, on

ne laisserait entrevoir que la traverse d'un sinet
voisin venant se replier sur la page de l'étude
secondaire.

Si les livres qui nécessitent de fréquentes recherches étaient munis de *sinets-indicateurs à
couleurs parlantes*, ce serait un moyen de s'épargner bien des impatiences et des pertes de
temps.

Ajoutons, pour rentrer dans notre sujet, que
ces espèces de recherches, qui tiennent le corps
dans la même position, suspendent, pour ainsi
dire, la respiration lorsqu'il est utile de l'activer; c'est pourquoi chez les personnes d'étude,
si la vie a moins de force, c'est presque toujours
par le défaut de respiration.

La respiration est le premier, le plus puissant
des moyens que la nature ait mis en nous pour
sentir et entretenir agréablement la vie.

C'est la respiration qui vivifie la sensation,
cette voix de la nature qui, par la douleur, nous
prévient que le corps se détruit, et qu'il se régè-
nère par les sensations agréables non produites
par irritation.

Faisons donc de la respiration une étude sérieuse. — Ce n'est pas un champ à labourer :
— c'est un parterre de fleurs qu'il ne faut qu'ar-
roser pour sentir un printemps continuel jusqu'à la fin de nos jours.

Cette nouvelle étude portera son fruit jusque

sur le moral, si nous en jugeons par certaines demoiselles, sachant discerner le bien d'avec le mal, qui déjà se passionnent pour cette hygiène naissante. — Il est vrai que, si elles se trouvent ainsi détournées d'autres exercices moins salutaires, c'est en vue de mieux conserver leur jeunesse, et peut-être plus encore, la régularité de leurs traits.

Il serait à souhaiter, pour le bien des familles, que toutes les jeunes personnes sé prissent d'heureuse passion pour l'hygiène et qu'elles l'adoptassent par coquetterie : ce serait leur plus grande sauvegarde contre les séductions de la société.

Et s'il m'est permis d'exposer, ici, l'influence de cette nouvelle hygiène sur moi-même, je dirai que, après avoir su me donner au besoin des sensations agréables en même temps que conservatrices, mes vues ont changées : — la nature me paraît plus riante; mes pensées s'élèvent vers la bonté d'un Être suprême; je crois que les hommes peuvent s'améliorer; je m'en rapproche avec plus de confiance, et je me sens porté à leur serrer la main à tous!

LUTTERBACH.

TABLE DES MATIÈRES.

CHAPITRE II.

Exercices respiratoires.

Paris. — Impr. Preve et C., r. J.-J.-Rousseau, 15.